Docteur J. ADAD

La Technique, les Indications et les Contre-Indications du Pneumothorax Artificiel dans le Traitement de la Tuberculose pulmonaire

ALGER
ADOLPHE JOURDAN, ÉDITEUR
PLACE DU GOUVERNEMENT

1913

La Technique,
les Indications et les Contre-Indications

DU

PNEUMOTHORAX ARTIFICIEL

DANS LE

TRAITEMENT DE LA TUBERCULOSE PULMONAIRE

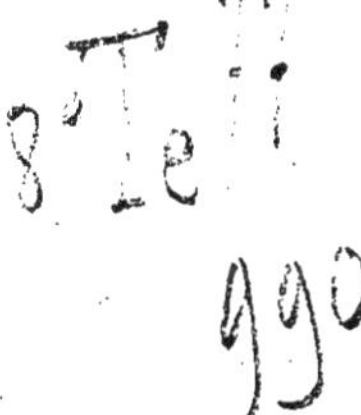

Docteur J. ADAD

La Technique, les Indications
et les Contre-Indications
du Pneumothorax Artificiel
dans le Traitement de la Tuberculose pulmonaire

ALGER
ADOLPHE JOURDAN, ÉDITEUR
PLACE DU GOUVERNEMENT

1913

Je dédie cette thèse :

A la mémoire de mon père

A la mémoire de mon frère aîné Moïse

Pharmacien de 1re classe

A la mémoire de ma nièce

A ma mère

A mes frères et sœurs

A mon neveu et à mes nièces

A mes cousins S. TAIB et M. KALFOUN

A Messieurs S. TUBIANA et L. ALBAN de Bône

A mes parents et à mes amis

A la mémoire de mon maître

Le professeur G. SCHERB

A mes maîtres de la Faculté de Médecine d'Alger

A mes maîtres de l'Hôpital civil de Mustapha

A mon maître :

M. le Professeur ARDIN-DELTEIL
Professeur de clinique médicale
qui a bien voulu nous faire l'honneur d'accepter
la présidence de notre thèse

A mes juges

AVANT-PROPOS

Dans ces dernières années, la thérapeutique antituberculeuse a pris une extension considérable. A la triade classique : repos, cure d'air, alimentation, qui reste à l'heure actuelle à la base de tout traitement, sont venus s'ajouter : la sérothérapie, la tuberculinothérapie, l'opothérapie, la chimiothérapie, l'héliothérapie et en dernier lieu le pneumothorax artificiel ou collapsthérapie, méthode qui consiste à créer au moyen d'injections gazeuses successives dans l'espace interpleural, une poche pleurale suffisante, qui comprime et immobilise le poumon malade.

Tous ces traitements nouveaux, basés sur des données scientifiques, donnent à l'organisme une arme nouvelle qui lui permet de mieux lutter contre l'infection et quelquefois même de la vaincre ; le pneumothorax artificiel, en particulier, est un traitement exceptionnel dans certaines formes de la tuberculose pulmonaire.

C'est au professeur Carlo Forlanini, professeur de clinique médicale à l'Université de Pavie que revient l'honneur d'avoir appliqué et vulgarisé la méthode qu'il a aussi créée.

La collapsthérapie a déjà fait de nombreux adeptes et suscité de nombreuses statistiques. Nous avons essayé de préciser, dans notre modeste travail, la technique, les indications et les contre-indications de ce nouveau traitement. Nous apportons à contribution 21 observations, que nous avons recueillies au Sanatorium populaire de Leysin, avec M. le Docteur Burnand dont nous étions l'assistant, et quelques remarques personnelles que nous avons pu relever pendant le cours de notre pratique.

L'appellation des formes cliniques est basée sur la classification du professeur Bard, de Genève.

Notre travail est divisé en quatre chapitres. Nous faisons d'abord dans un premier chapitre, l'historique de la question, puis nous étudions successivement :

2° l'instrumentation et la technique opératoire ;

3° les indications et les contre-indications ; dans un quatrième chapitre nous relatons nos observations, et nous concluons.

Nous avons le devoir de parler ici de notre passé.

C'est avec émotion que nous rendons hommage à nos chers disparus, à notre père, à notre frère aîné, qui ont fait pour nous des sacrifices touchants durant notre vie de collégien et d'étudiant.

Notre mère vénérée s'est imposée une vie héroïque pour nous permettre d'entreprendre nos études. Nos frères, sœurs, parents (Taïb, Kalfoun), nous ont beaucoup facilité notre tâche, grâce à leurs marques d'affection et à leur aide précieux.

Que MM. S. Tubiana et L. Alban de Bône, trouvent ici un faible témoignage de vive reconnaissance et d'inaltérable dévouement pour l'extrême bonté dont ils ont fait preuve à notre égard et l'appui qu'ils n'ont pas hésité à nous accorder dans les moments difficiles que nous avons traversés.

Nous adressons à nos maîtres l'hommage de notre respectueuse gratitude.

Qu'il nous soit permis d'exprimer toute notre reconnaissance et tout notre dévouement, à notre président de thèse, M. le Professeur Ardin-Delteil, dont les savantes cliniques et les conseils bons et éclairés laisseront dans notre mémoire un souvenir qui ne s'effacera point.

Que M. le Professeur Curtillet, doyen de la Faculté de médecine, qui nous a enseigné la chirurgie infantile avec un grand talent et qui nous a témoigné de la sympathie, veuille bien agréer l'expression de notre vive reconnaissance et de notre respectueux attachement.

Nous assurons MM. les Professeurs Brault, Weber, Vincent, Rouvier, Crespin, Malosse, Malosse (A.), Poujol, Hérail, Fuster, Gillot de notre dévouement et de notre gratitude. Ces mêmes sentiments nous les exprimons à MM. les Docteurs Saliège et Raynaud, médecins de l'hôpital civil de Mustapha.

Que M. le Docteur Henri Aboulker, chef du service oto-rhino-laryngologique à l'hôpital civil de Mustapha, qui nous a toujours accueilli avec bienveillance, veuille bien accepter nos vifs remerciements.

A M. le Docteur Benhamou, médecin de l'hôpital civil de Mustapha, nous adressons tous nos remerciements pour l'enseignement clinique qu'il nous a donné, et pour l'intérêt et la sympathie qu'il nous a témoignés ; qu'il soit assuré de toute notre gratitude.

Aux nôtres et à tous nos amis, en particulier, aux Docteurs Lellouch, Livet, Jacob, Scali, Timsit, Kaplansky, Peyrat, de Toulouse, à Me Aboucaya, nous adressons notre souvenir cordial.

HISTORIQUE

Plusieurs auteurs font remonter au début du XIXe siècle la première idée des bienfaits de la collapsthérapie provoquée, sur les lésions pulmonaires.

Piéry et Roshem, après d'intéressantes recherches, rapportent que deux auteurs anglais, Carson, physiologiste à Liverpool, en 1822, et Ramagde, praticien de Londres, en 1832, réalisèrent le pneumothorax artificiel et démontrèrent son utilité.

A ce moment là, précisément, d'après Dessirier, les idées étaient plutôt défavorables sur les conséquences du pneumothorax spontané : des statistiques noires avaient été publiées. Saussier (thèse 1841) déclarait que le pneumothorax occasionnait « constamment et fréquemment la mort chez les tuberculeux ». C'est Laënnec qui nota le premier des cas de pneumothorax spontané de gravité atténuée et même guéris, et, après lui, quelques auteurs étudièrent l'influence du pneumothorax spontané, quand il tendait vers l'amélioration, sur l'évolution des lésions du poumon : Woillez, en 1853 et Béhier, vers 1861, d'après J. Castaigne, prouvèrent qu'un épanchement gazeux dans la plèvre qui comprimait et immobilisait le poumon arrêtait l'activité d'une tuberculose. En 1880, Toussaint, élève du Professeur Potain, publia dans sa thèse 24 observations de pneumothorax guéri, avec en outre dans quelques cas une amélioration notable de l'état pulmonaire (Dessirier). Au congrès d'Alger, en 1881, Hérard exposa les idées soutenues par Woillez et Behier : à la première et à la seconde comme à la troisième période de la phtisie, la compression du poumon et son immobilisation, déclarait-il, influencent favorablement les lésions. De nombreuses critiques lui furent adressées.

Tous ces auteurs n'avaient pas posé nettement la question du pneumothorax artificiel.

En 1888, le Professeur Potain fit à l'Académie de Médecine une communication sur les injections intra-pleurales d'air stérilisé dans le traitement des épanchements consécutifs au pneumothorax ; les malades non seulement ont guéri de leur pneumothorax, mais encore leurs lésions tuberculeuses se sont améliorées dans une large mesure et certaines même se sont cicatrisées. Potain réserva ces injections d'air stérilisé aux cas d'hydropneumothorax.

Carson, de ses expériences et de ses constatations, conclut qu'un poumon portant une lésion, soustrait à l'influence de l'élasticité pulmonaire, qui s'oppose à la cicatrisation, grâce à la production d'un pneumothorax, sera dans de meilleures conditions de guérison et pensa même, puisque le collapsus pulmonaire peut diminuer spontanément, à « la possibilité de la réalisation de deux pneumothorax successifs, avec intervalle suffisant ». Idée que le Professeur Forlanini a émise tout récemment au VIIe Congrès international contre la tuberculose, tenu à Rôme du 14 au 20 avril 1912.

Il est regrettable qu'on n'ait pas, déjà à cette époque, appliqué à des cas avancés de tuberculose pulmonaire, la nouvelle méthode de Carson d'une précision scientifique remarquable.

Quelques années plus tard, Ramagde, dans son traité sur la nature et le traitement de la consomption, écrivit que « tout procédé capable d'amener l'accolement des parois de la caverne, et par suite de favoriser la cicatrisation sera le moyen de choix ». Et il insista sur la compression du poumon. Deux observations illustrent son ouvrage ; la première a trait à un malade qui a bénéficié d'une compression non recherchée par le praticien, la deuxième à un malade dûment opéré, tous deux d'ailleurs avec un certain succès.

Ramagde venait de réaliser le premier pneumothorax artificiel.

Eux-mêmes, Carson et Ramagde, d'après Piéry et Roshem, eurent un précurseur, en Baglivi, au XVIIe siècle, qui a rapporté que les plaies pénétrantes de la poitrine ont eu un effet curateur chez des malades atteints de consomption, et qui a souligné la grande valeur de cette thérapeutique inattendue.

Nous avons vu que, malheureusement, ces observations semblent avoir été peu connues. Elles n'ont pas servi à élargir l'horizon thérapeutique des générations suivantes. Et il faut arriver à notre époque pour voir, sous l'influence salutaire du Professeur Forlanini, le pneumothorax artificiel de nouveau prôné, mais cette fois vulgarisé et étudié par de nombreux praticiens, un peu partout, en Europe et en Amérique. C'est une ère nouvelle qui commence, une ère d'études cliniques qui vont donner à la méthode de Forlanini toute sa valeur et sa portée. Forlanini, d'ailleurs, n'est pas seulement un vulgarisateur : non seulement il a été le premier à faire entrer dans le domaine de la pratique la collapsthérapie provoquée, mais encore il a été le créateur de sa méthode : « Dans le courant de l'année 1882, il fit paraître en Italie une série d'articles où il exposait ses vues. Simple idée théorique à cette époque, elle était basée uniquement sur des faits physiologiques et principalement sur les conceptions particulières qu'a ce savant, de la nature de la tuberculose pulmonaire (Dessirier).

Les idées que Forlanini exposa en 1882 sur le pneumothorax artificiel ne trouvèrent pas d'écho. Et ce n'est qu'en 1894 qu'il fit au XIe Congrès international de médecine de Rome, la première communication retentissante de quelques observations de malades traités par la collapsthérapie. En octobre 1895, au VIe Congrès de la Société italienne de médecine interne à Rome, il présenta le premier cas vraiment miraculeux de tuberculose avancée unilatérale avec spélonque du sommet, guérie grâce à la production d'un pneumothorax artificiel.

Cayley tenta en 1885, dans un cas d'hémoptysie profuse, le pneumothorax artificiel (thèse Dessirier).

En Amérique, le Dr J.-B. Murphy, tenta des essais et obtint de bons résultats (1898). Il se fit ensuite le défenseur de l'opération de Forlanini qu'il chercha à faire entrer dans la pratique. En Amérique encore, en 1899, A.-F. Lemke, traita heureusement 65 malades par le pneumothorax thérapique. En Italie, Riva Rocci traita de la valeur de la méthode pneumothoracique (1903). (Thèse Dessirier.)

Le nombre des adeptes augmentait sensiblement.

En octobre 1905, Stuart Tidey, de Montreux (Suisse), au Congrès international contre la Tuberculose à Paris, communiqua un travail sur la compression du poumon dans la tuberculose pulmonaire, où il déclarait que le pneumothorax artificiel est le procédé thérapeutique qui permette le mieux le relâchement du poumon, favorable à la sclérose des lésions avancées et qu'il est bon d'y avoir recours quand la nature — par la rétraction de la paroi thoracique — commençait déjà, mais sans pouvoir l'achever, le travail de cicatrisation.

En Allemagne, en 1905, le Professeur Brauer, de Marbourg, employa la méthode de Forlanini et plus tard, à cette méthode, par la ponction, il substitua celle de l'incision qui porte son nom et dont nous aurons à dire quelques mots dans le chapitre de la technique.

Depuis, des travaux, des statistiques multiples se succèdent, surtout dans ces dernières années. Le Professeur Schmidt (Dresde), en 1906, M. Delagenière au XIXe Congrès français de chirurgie (Paris, octobre 1906), le Professeur Saugmann de Vejlefjord (Danemark), en 1907, ont relaté les bons effets de la méthode de Forlanini.

En France, on resta longtemps dans l'expectative. On était même, en général, réfractaire. On cite le mot du Dr Gaillard, de l'hôpital de St-Antoine, à Paris, qui, en 1907, en parlant du malade qui porte un pneumothorax dans son côté, dit : « le moindre zéphyr est pour lui vent de tempête ».

C'est l'Ecole lyonnaise, croyons-nous, avec à sa tête le Dr Dumarest, d'Hauteville (Ain), qui s'engagea la première dans la voie suivie à l'étranger depuis déjà quelques années. Dessirier écrivit sa thèse en 1908.

Le Dr Dumarest tenta avec succès quelques essais. Lors du Jubilaire du professeur Teissier en 1909, il publia un article des plus intéressants sur « les applications, les risques et les complications secondaires du pneumothorax artificiel ». Il cite le cas d'un malade atteint d'une tuberculose très grave, condamné à bref délai, qui ressuscita grâce au pneumothorax artificiel. Plusieurs publications intéressantes ont paru sous sa signature (voir bibliographie). Une bonne statistique de Dumarest, Persch et Brauer, parue dans le *Journal médical français* du 25 juin 1912 porte sur 100 cas.

En décembre 1909, le professeur Lucius Spengler, de

Davos (Suisse) fit connaître les résultats de ses expériences qui furent très satisfaisants.

Le Dr Küss, d'Angicourt (Seine-et-Oise) a fait paraître plusieurs travaux importants traitant du pneumothorax artificiel (voir bibliographie). Un appareil à insufflations intrapleurales d'azote et un trocart spécial portent son nom.

Les Drs Leuret et Vourch, Balvay et Arcelin, Lyonnet et Piéry, Bayle, Fourgous se sont occupés de la question (voir bibliographie).

Piéry publia dans le *Lyon médical* du 3 et 10 mars 1912, une statistique encourageante qui porte sur 17 cas. (J. Castaigne.)

Fourgous, dans sa thèse, a publié la statistique de Lucius Spengler, une bonne statistique qui porte sur 40 cas.

Un instrument perforateur, pour l'introduction de l'azote dans l'espace interpleural a été imaginé par P. Courmont (*Lyon médical*, 1911, 1er semestre).

A Leysin (Vaud), en Suisse, c'est le Dr Sillig qui a le premier expérimenté la collapsthérapie en 1910. Après lui, les Drs Jaquerod et Burnand ont fait également des essais. Dans certains cas déterminés, ils ont obtenu de bons et d'excellents résultats : statistique de 10 cas du Dr Sillig, assez bonne ; statistique du Dr Jaquerod de 22 cas, bonne ; statistique du Dr Burnand, 28 cas (21 du sanatorium populaire, que nous détaillons dans notre travail, 7 en dehors du sanatorium), bonne.

En 1911, les professeurs Braüer et Spengler publièrent un ouvrage très important compris surtout dans un esprit clinique et dans lequel ils rapportent 102 cas traités par le pneumothorax artificiel. Le Dr Muralt de Davos appliqua très largement le pneumothorax artificiel dans l'Amérique du Nord.

Le Dr Felice Cova, ancien assistant de Forlanini, fit paraître en juin 1912 un article très intéressant sur le pneumothorax suivi d'une assez bonne statistique. Il conclut que la collapsthérapie est la meilleure des méthodes de cure quand l'indication est nette et que le médecin qui ne voudrait pas y avoir recours commettrait une erreur.

Encore d'autres statistiques, de Saugmann, (83 cas), de Lemke (65 cas), (Dumarest) ; de Zubiani, de Geeraerd, de Billon et Eiglier, appartiennent à la littérature médicale. La *Revue de la tuberculose* relève tous les travaux qui paraissent sur le pneumothorax artificiel. Le Professeur Forlanini les consigne dans sa revue (*Rivista delle Pubblicazione sul Pneumotorace terapeutico*), dont le 1er numéro a paru en septembre 1908, à Pavie.

Tout récemment, au VIIe Congrès international contre la tuberculose, à Rome de nombreuses communications ont été faites. Forlanini a exposé de nouveau sa méthode, en a donné les indications possibles jusqu'aujourd'hui et rapporté une statistique de 163 cas.

L'opération de Forlanini a pris droit de cité. Le jour n'est pas loin où les praticiens pourront l'utiliser pour le grand bien des malades. A notre avis, elle doit entrer, prudemment, mais elle doit entrer dans la pratique courante. Il ne faut pas « frauder les pauvres poitrinaires d'une ressource thérapeutique, géniale, dans la conception, facile dans l'application, presque jamais nuisible, et très souvent utile, et *utile surtout, lorsque toute autre ressource est vaine* ». Zubiani. Congrès de Rome 1912.

« Les auteurs qui ont la plus grande expérience de la

question sont unanimes à souhaiter que la méthode de Forlanini trouve partout l'estime et le crédit qu'elle mérite et que, sous le bénéfice de la prudence et de l'expérience que comporte son application, un plus grand nombre de malades soit appelé à en bénéficier. » Dumarest.

TECHNIQUE

Deux grands procédés pour la production du pneumothorax artificiel ont été préconisés : la ponction ou la thoracentèse directe de Forlanini et l'incision préalable, sanglante de Brauer. La majorité des praticiens qui appliquent la collapsthérapie ont adopté le procédé de Forlanini qui est, en effet, très simple et qui donne d'excellents résultats. C'est de ce procédé que nous nous occuperons ici.

Brauer en s'appuyant sur 58 observations de malades traités dans le courant de deux années, a montré au Congrès de médecine de Vienne (1908) les avantages de sa méthode. Elle consiste à inciser d'abord la peau, les muscles intercostaux, en réduisant les limites de l'incision dans la profondeur, puis la plèvre, mise à nu, à la perforer. Avec L. Splenger, il a publié un mémoire (*Beitrage zùr Klinik der Tuberkulose*, Bd XII, *Heft*, I, p. 420-424), où sont décrits tous les temps du procédé de l'incision. Sa méthode s'est très peu répandue parce qu'elle nécessite une véritable opération, presque toujours inutile. Son avantage est qu'elle supprime le temps le plus difficile — relativement — de l'opération de Forlanini, la recherche de l'espace interpleural, au cours de la première ponction. Murphy l'avait déjà appliquée avant lui en Amérique. Elle est réservée par quelques médecins aux cas difficiles d'adhérences très étendues et très résistantes qui ne peuvent pas être traités par la ponction ; la poche pleurale, impossible à obtenir par la ponction, est produite par la rupture directe des adhérences.

L'opération de Forlanini comporte d'abord, dans une première intervention, la recherche de l'espace interpleural et la première ponction suivie d'une insufflation, ensuite dans des interventions ultérieures, une série d'insufflations qui permettront d'atteindre et de maintenir une pression intrapleurale suffisante pour assurer la compression pulmonaire. Le nombre des réinsufflations variera suivant la forme clinique des lésions ; on ne peut guère le déterminer d'avance ; il faut continuer les injections jusqu'à cessation complète des symptômes fonctionnels pendant une durée variable, mais que Forlanini évalue à plusieurs années. Nous devons tout de suite ajouter que dès la cessation des symptômes fonctionnels, obtenue souvent les premières semaines ou les premiers mois du traitement, le malade peut s'occuper et la prolongation du traitement (une insufflation par mois en général) est indiquée pour faire mieux adhérer les parois des lésions et consolider la cicatrice. Cette prolongation n'est donc pas un inconvénient, et ne doit pas faire hésiter les praticiens à recourir à la méthode.

Forlanini, Dumarest, et d'autres auteurs, ont constaté, en outre, que la partie saine du poumon reprend son ampliation et son fonctionnement après des mois et même des années de compression par le pneumothorax artificiel.

Instrumentation. — Pour créer un pneumothorax par le procédé de la ponction on se sert d'un appareil spécial. Nous connaissons l'appareil de Forlanini-von Muralt modifié, pour l'avoir employé au Sanatorium populaire de Leysin. C'est celui-ci que nous allons étudier.

Il a été perfectionné par Dumarest qui y a ajouté un manomètre à eau indépendant, le seul et véritable guide de l'opérateur pendant le cours de l'intervention. Forlanini, d'ailleurs, et de nombreux médecins se servent aujourd'hui du manomètre de Dumarest. L'ancien appareil avait un manomètre à eau, fixé dans le réservoir A (voir plus loin), « manifestement insuffisant » (Bayle).

L'appareil de Forlanini-von Muralt perfectionné se compose essentiellement de deux réservoirs de verre A et B de la contenance d'un litre chacun. L'appareil chargé, le réservoir A est rempli d'une solution antiseptique (eau sublimée à 1 0/00) ; il est en communication, par sa partie supérieure, avec un robinet à deux branches C,

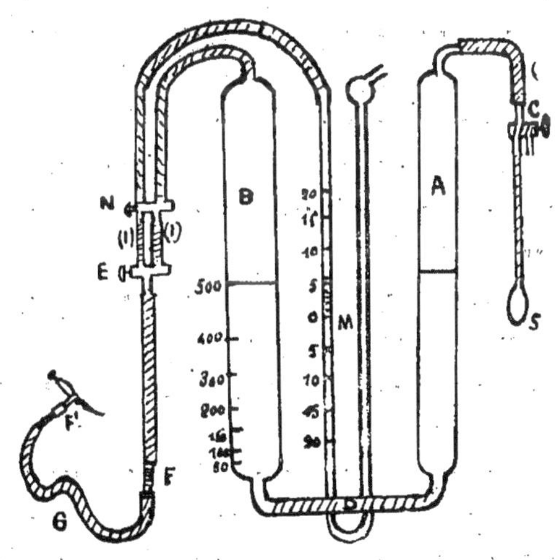

qui, mis dans la position horizontale, isole le réservoir A et, dans la position verticale, le met en communication, ou avec l'air extérieur ou avec une soufflerie S, qui permet de pousser le liquide quand le niveau est le même dans les deux réservoirs. Par sa partie inférieure, il se continue avec le réservoir B grâce à un tube de caoutchouc intermédiaire D.

Le deuxième réservoir B gradué en 50 cm, contient l'azote que l'on injectera dans l'espace interpleural. Par sa partie supérieure, il est relié à un robinet à deux branches E, analogue à celui que nous venons de voir, qui peut mettre en communication par la voie (1) le réservoir B avec l'aiguille à ponction. Sur le trajet est interposé un premier tube filtreur F qui contient du coton stérilisé et un tube de caoutchouc d'environ 50cm G. Nous avons placé un autre tube filtreur F' relié à l'aiguille à ponction par un caoutchouc de 3 ou 4 cm de longueur. Au moment de l'intervention on fait bouillir l'aiguille et le petit tuyau de caoutchouc, ce qui permet d'avoir un gaz parfaitement pur.

Le système de robinet E, par sa 2e voie supérieure (1'), fait communiquer l'espace pleural avec le manomètre à eau de Dumarest M, qui donne à chaque instant et directement la pression intrapleurale exacte. Mis horizontalement, le robinet isole complètement le réservoir B et le manomètre M.

Le manomètre est disposé entre les deux réservoirs ; il contient de l'eau sublimée, colorée, à 1 o/oo ; la branche droite ouverte se termine par une ampoule destinée à contenir le liquide qui pourrait être brusquement chassé par une forte pression intrapleurale ; l'échelle manomètrique est divisée en centimètres ; le o se trouve au milieu de l'échelle. N est un robinet à deux voies qui sert, par sa branche postérieure, à remplir l'appareil, d'azote.

L'appareil est fixé sur une planche verticale et devient ainsi très facilement transportable.

L'aiguille à ponction est l'aiguille à sérum de Forlanini d'environ 8 cm de long, o cm 10 à o cm 20 de diamètre.

Les aiguilles moyennes sont les meilleures ; les fines s'obstruent trop facilement par des débris de tissus qu'elles emportent avec elles pendant la ponction ; les grosses font souffrir inutilement le malade et peuvent être la cause de l'emphysème sous-cutané post-opératoire. Un curseur mobile sur l'aiguille permet de repérer la profondeur à laquelle elle a pénétré. A cette aiguille, Forlanini a joint une seringue dite « seringue de sûreté » de Forlanini, qui rend des services surtout lors de la première intervention. Grâce à un robinet à trois voies dont elle est munie, on peut mettre la communication entre l'aiguille et l'appareil, l'aiguille et la seringue, la seringue et l'extérieur.

Il existe plusieurs appareils à pneumothorax artificiel ; l'appareil du Dr Küss d'Angicourt, dont la description et le fonctionnement sont étudiés avec beaucoup de détails dans le *Journal médical Français* du 25 juin 1912 et dans le volume de la 3e série (traitements) de la bibliothèque de Thérapeutique de Gilbert et Carnot : *Thérapeutique des maladies des voies respiratoires et de la Tuberculose pulmonaire* » ; on y trouve aussi la description du trocart de Küss ; l'appareil de MM. B. Lyounet et M. Piéry, décrit dans une des livraisons du *Congrès Français de Médecine* (12e session, Lyon 1911, II) ; l'appareil de Forlanini-Kornmann qui diffère de celui que nous avons employé en ce que — à part quelques points de détail — la pression intrathoracique peut être appréciée, grâce à un robinet surajouté à quatre branches, même pendant la pénétration du gaz dans la poche pleurale ; les appareils de Murphy, de Brauer, de Saugmann, qui sont tous construits sur le même principe, celui de l'appareil de Forlanini : « ils ont comme organes essentiels un flacon gradué dont l'azote est chassé par déplacement d'eau, et un manomètre à eau, branché presque toujours sur le tube qui aboutit à la plèvre. » Küss.

A côté de l'aiguille et de la seringue de sûreté de Forlanini, nous avons le trocart de Küss, l'instrument perforateur de P. Courmont, l'aiguille de Saugmann, l'aiguille de Kornmann, l'aiguille courte avec sonde de Schmidt.

L'appareil de Forlanini-von Muralt perfectionné et l'aiguille de Forlanini avec sa seringue de sûreté nous ont largement suffi. Avec le trocart de Küss, l'instrument perforateur de P. Courmont, l'aiguille courte avec sonde de Schmidt, on ne court pas le risque, en faisant la première ponction, de blesser le poumon.

Telle est l'instrumentation. Au moment de l'intervention on charge l'appareil avec de l'azote comprimé dans des bombes qu'on trouve facilement dans l'industrie, ou de l'azote qu'on prépare soi-même en faisant barboter de l'air dans un mélange d'acide pyrogalique et de potasse, comme font Dumarest et Bayle. Nous employons les proportions suivantes pour obtenir un litre d'azote : eau 100, acide pyrogallique 2 gr. 5, potasse 5 gr.

L'azote répond bien aux indications du pneumothorax ; c'est un gaz inerte, bien toléré, qui se résorbe très lentement et permet ainsi de maintenir longtemps la compression sans qu'on soit obligé de répéter souvent les ponctions.

Nous avons constaté, comme tous les auteurs, que l'air se résorbe trop vite. Bayle rapporte les raisons de la faible absorption de l'azote et de la forte absorption de l'air par la plèvre, que donne Morat (1).

Une particularité qui est très importante et qui mérite

(1) *Province médicale*, 20 janvier 1912.

d'être signalée à cette place, c'est que la plèvre perd ses propriétés de résorption pour l'azote au fur et mesure que le nombre des insufflations augmente. Donc, l'azote restera le gaz de choix.

MM. Billon et Eiglier (2) ont fait une vingtaine d'injections de gaz chargé de vapeurs de goménol. Ils n'ont constaté aucun malaise chez leurs malades, ni réaction pleurale, ni réaction générale.

Pour charger l'appareil on adapte à la branche postérieure du robinet N, le réservoir d'azote comprimé ou le flacon à deux tubulures qui contient le mélange d'acide pyrogallique et de potasse ; la première tubulure est en communication avec une soufflerie qui pouse l'air dans le mélange, la seconde donne issue à l'azote qu'on peut laver auparavant dans un flacon à demi plein d'eau. Robinets ouverts, les deux réservoirs A et B sont à demi remplis d'eau sublimée. Avec la soufflerie S, en disposant les robinets pour la manœuvre, on a chassé déjà le liquide de A dans B ; l'azote, en poussant devant lui le liquide, remplit le réservoir B. On ferme alors l'un des robinets C ou E (position horizontale).

Le manomètre est amené à zéro.

Une fois l'appareil chargé, stérilisé et monté, on vérifie qu'il est bien étanche en laissant s'écouler un peu de gaz par l'aiguille, on s'assure de son bon fonctionnement et on procède à l'opération de Forlanini. Il est bon d'avoir à sa portée de la caféïne, de l'éther, de l'huile camphrée, de la morphine.

Lieux d'élection. — Le malade est couché commodément sur le côté droit ou gauche, un large coussin passé au-dessous de l'aisselle, pour faire bomber le thorax et

---

(2) *Marseille médical*, 15 avril 1912.

écarter les espaces intercostaux, la tête basse, le bras relevé, il devra respirer tranquillement. Quand le sujet est nerveux, Piéry et Lyounet conseillèrent d'injecter au préalable o gr. 01 de chlorhydrate de morphine; depuis, ils ont déclaré que cette injection supprimait les réflexes pleuraux et qu'elle était plus nuisible. Si le malade est trop agité, il est préférable de cesser l'opération pour éviter des accidents pleuraux réflexes, graves, toujours possibles (voir page 36).

On commence par rechercher la région d'accès pleural. La percussion et l'auscultation suffiront dans la grande majorité des cas : l'écran radioscopique n'est pas, pour le moment, d'une grande utilité; ce n'est que si l'exploration n'a pas donné de résultats que la radioscopie peut rendre des services. Nous répétons que cette recherche et la première ponction sont, relativement, la seule difficulté de la technique, surtout quand il y a des adhérences diffuses.

La région choisie aura une expansion suffisante à l'inspection, une sonorité normale à la percussion ; l'auscultation ne doit pas y révéler l'existence des lésions pleurales ou pleuro-corticales, *à moins qu'elles ne soient toutes récentes ;* pas de lésions parenchymateuses anciennes ; les lésions récentes, en effet, n'ont encore pas, ou peu, irrité la plèvre qui peut être libre. En règle générale, il est préférable, à un autre point de vue — pour éviter les accidents d'infection — de ponctionner à distance des lésions, et on choisira « *les points au niveau desquels les bruits respiratoires sont exagérés.* Ils traduisent, en effet, d'après Tripier, l'existence d'un emphysème compensateur, et ce sont de telles régions qui sont toujours les dernières atteintes par l'inflammation symphysaire des plèvres ». B. Lyonnet et M. Piéry.

Pour l'exploration particulière de la base, il faut avoir recours au procédé de Forlanini. «... on doit mesurer par la percussion l'étendue du déplacement respiratoire du bord inférieur du poumon en différents points ; Forlanini a attiré très justement l'attention sur l'importance capitale de cette exploration ; si le bord pulmonaire s'abaisse de 6 à 8 cm dans les fortes inspirations, il est très probable que la plèvre est libre dans toute la région sus-jacente ; au contraire, si les mouvements respiratoires du bord pulmonaire sont faibles ou nuls, il est presque certain que la plèvre est adhérente en partie ou en totalité, exception faite des cas où l'immobilité du poumon est expliquée par l'existence d'une lésion pulmonaire compacte et dense. » Küss.

Il existe des régions qu'il faut explorer avant d'autres parce qu'elles sont plus souvent libres d'adhérences ; ce sont les lieux d'élection pour la ponction.

La légion axillaire antérieure du 2ᵉ jusqu'au 6ᵉ espace et la ligne axillaire postérieure basse, nous ont paru être les lieux d'élection pour la ponction.

Dans la forme fibro-caséeuse évolutive siégeant à droite et atteignant le lobe supérieur, forme la plus commune, le lieu d'élection est le 5ᵉ ou le 6ᵉ espace, un peu en dehors du mamelon, au-dessous ou un peu en dedans (Observations IX et XIV).

Chez la majorité de nos malades, la ponction dans la ligne axillaire postérieure basse a été suivie de succès (7ᵉ, 8ᵉ, 9ᵉ et 10ᵉ espaces). Des ponctions répétées à ce niveau ont provoqué pourtant (Observations I et IX), du côté de la plèvre, une réaction qui a créé un nouveau tissu adhérentiel, un obstacle à la pénétration du gaz ; la ponction dans la ligne axillaire antérieure (5ᵉ espace, en dehors du mamelon) a permis alors l'accès.

Pour les cas de tuberculose évolutive localisée au lobe inférieur droit, c'est sur la ligne axillaire antérieure haute ou au milieu même des 2e, 3e espaces intercostaux antérieurs qu'on ponctionnera. Chez un de nos malades (Observation III, lobe supérieur gauche), les ponctions ont été faites dans le 2e espace antérieur, les autres régions étant symphysées.

Lorsque la ponction doit être pratiquée sur la ligne axillaire antérieure, le malade est mieux dans le décubitus dorsal.

A gauche, les indications sont les mêmes ; il faut éviter le péricarde, les vaisseaux, l'estomac.

Nous croyons qu'il ne faut pas trop souvent piquer à la même place ; en cas d'insuccès, il ne faut pas faire non plus, plus de deux ou trois essais pendant la même séance, parce que la plèvre est devenue sensible (Piéry) ; les accidents réflexes pleuraux, quoiques rares, peuvent être à redouter.

TECHNIQUE OPÉRATOIRE. — *Première ponction.* — On désinfecte la région à la teinture d'iode. On repère l'espace intercostal avec le pouce de la main gauche, et, suivant la technique de Forlanini, on ponctionne au-dessus du bord supérieur de la côte, perpendiculairement au plan costal, doucement, avec beaucoup de prudence ; on est averti, quand on traverse l'aponévrose profonde des muscles intercostaux, par un bruit sec ; on est alors à 1 cm $\frac{1}{2}$, 2 cm de la peau environ ; profondeur variable avec les sujets. A ce moment on fait varier l'aiguille de dixièmes de millimètres, en fixant des yeux le manomètre et, quand on a atteint l'espace interpleural, comme l'aiguille a été auparavant branchée sur le manomètre, des oscillations amples, franches, rythmées par la respiration, qui se produisent, donnent la certitude que l'opération a réussi (variations de 8, 10, 15 divisions au-dessus de zéro). Cette technique prudente donne de bons résultats. Schmidt l'a légèrement modifié ; il intervient en deux temps ; il introduit d'abord l'aiguille de 1 cm, puis il termine sa ponction en poussant dans l'intérieur de l'aiguille une canule mousse, jusqu'à la plèvre (Küss).

On note la pression indiquée par le manomètre : c'est la pression initiale, p.r. I (moyenne des pressions inspiratoire et expiratoire), toujours négative, puisqu'il y a aspiration, et il ne reste plus qu'à injecter l'azote. Mais le succès n'est pas toujours aussi facile ; les oscillations manométriques ne sont pas franches, pourquoi ?

Accidents et Incidents opératoires. — 1° L'aiguille est en deçà, mais très voisine de la plèvre pariétale. Il faut enfoncer très légèrement l'aiguille. Si l'on insuffle avant — il ne faut jamais injecter si l'on n'a pas la certitude de se trouver dans l'espace pleural — on crée un coussinet d'air qui, au fur et à mesure qu'il s'amplifie, rend les oscillations plus franches, *mais rapidement positives*. On croit que l'opération a réussi et on est tout étonné quand on a fini de voir que tout l'air a diffusé sous la peau et qu'on a créé un emphysème sous-cutané. Ce fait, nous l'avons observé (Observation X) et l'explication personnelle que nous en donnons nous semble rationnelle.

2° Il y a un léger exsudat pleural. On aspire avec la seringue de Forlanini ; si on ramène du liquide, on ponctionne de nouveau plus haut.

Bayle signale et explique un fait intéressant : « Assez fréquemment, un léger exsudat accole entre eux les deux feuillets pleuraux et empêche l'aspiration de se produire à l'instant où la pointe de l'aiguille vient de franchir la plèvre pariétale. Dans ce cas, qu'il est impossible de prévoir, le pneumothorax demande à être amorcé. Ainsi quand, après d'assez longs tâtonnements, nous n'avons pas réussi à provoquer l'aspiration manométrique, nous laissons s'écouler par l'aiguille, sans actionner la soufflerie, 5 à 10 cc. d'azote, après nous être assurés, au moyen de la seringue de sûreté, que l'aiguille n'est ni dans un vaisseau, ni dans le poumon. Ce petit jet d'azote suffit, en l'absence d'adhérences, à amorcer le décollement des plèvres, ce que révèle l'ascension de la colonne manométrique. Si cette épreuve est négative, nous n'insistons pas ». C'est la seule dérogation, ajoute-t-il, qu'il se permet à la règle que nous avons énoncée plus haut, à savoir, qu'il ne faut jamais injecter si l'on n'est pas sûrement dans l'espace interpleural.

Holmgren (1910), en présence sans doute de cas semblables, remplace le gaz, provisoirement, par du sérum physiologique. « Quand la cavité pleurale est difficile à trouver, on court grand risque d'injecter le gaz dans la lumière d'un vaisseau, accident qui peut être mortel. L'auteur a eu l'idée, dans ces cas, de remplacer le gaz par une solution liquide. Il commence l'opération comme d'habitude ; puis, si la présence de la cavité pleurale ne se manifeste pas, il monte sur l'aiguille un siphon contenant du sérum physiologique ; trois fois sur quatre, il est arrivé à faire pénétrer celui-ci dans la plèvre. Il remonte ensuite sur l'aiguille toujours en place l'appareil à azote, et l'opération continue facilement ». F. X. Gouraud (1).

3° L'aiguille est dans le poumon (bronchiole [Observation X], parenchyme ou vaisseau). Dans ce cas, on a

(1) *Revue de la Tuberculose*, n° 3, Juin 1911.

traversé les deux plèvres et il est probable qu'il existe des adhérences. — La pointe de l'aiguille peut se trouver dans un des vaisseaux d'adhérences récentes (Forlanini) — On doit retirer l'aiguille et ponctionner ailleurs, pour éviter, quand on est dans un vaisseau, l'embolie gazeuse, qui est très grave, et quand on est dans le parenchyme, l'emphysème médiastinal, qui n'est pas grave, s'il est léger.

4° L'aiguille est obstruée par un caillot de sang, par un lambeau de peau, de muscle. Il faut se servir du mandrin.

Nous tenons à signaler que par l'opération même, on est amené en dévissant la seringue de sûreté de Forlanini — mêmes résultats avec les autres aiguilles — à mettre la cavité thoracique en communication avec l'air extérieur. C'est un inconvénient qui est dû à un défaut dans l'instrumentation. Il serait très facile d'y remédier en vissant à l'ajutage de l'aiguille dont on se sert, un tube, légèrement plus long que l'aiguille et l'ajutage, qui contiendrait le mandrin. On introduirait ou on retirerait le mandrin jusqu'au-dessus du robinet, l'air extérieur non filtré ne pouvant pénétrer dans la plèvre. P. Courmont avait déjà signalé cette modification. Nous l'avons réalisée nous-même sur l'aiguille de Saugmann. Nous avons fait mettre une tubulure nouvelle à laquelle on peut adapter une seringue de sûreté.

On peut essayer, avant de se servir du mandrin, la petite manœuvre suivante, citée par Bayle : « Elle consiste à exercer à pleine main de petites pressions successives sur la partie du tube de caoutchouc attenante à l'aiguille, cette partie étant isolée du reste du tube par une pince ou par les doigts d'un aide ».

5° Il y a des adhérences. Nous étudierons un peu plus loin cette éventualité importante.

Il peut survenir au moment de la ponction l'accident le plus redoutable, souvent mortel, et, heureusement, très rare, l'éclampsie pleurale, d'origine réflexe (paralysies cardiaque et respiratoire). Quelques cas ont été rapportés par différents auteurs. Pour le prévenir autant que possible, il faut que le malade soit calme, il faut éviter d'irriter la plèvre, il faut suspendre l'opération à la moindre menace (pouls, respiration). Voir Observations XX et XXI.

Première injection. — L'aide établit la communication avec le réservoir d'azote. Quand on est dans la plèvre et que la plèvre est libre, l'écoulement se fait très bien, la pression restant négative. L'écoulement doit être lent, régulier : on peut régler le débit en donnant au robinet C — le robinet E étant bien vertical — une position plus ou moins oblique.

Forlanini conseille de n'injecter la première fois que 200 à 300 cc de gaz pour produire une bulle gazeuse qu'il sera facile de retrouver lors de la deuxième intervention, en restant à une pression négative, 3, 5, 7. Les doses massives peuvent donner des accidents. Pourtant Brauer, Murphy, injectent bien davantage (Brauer, 1.000 à 1.200 cc., Murphy jusqu'à 1.800 cc, Saugmann, Schmidt 500) (Bayle). Nous croyons plus prudent de se limiter aux doses de Forlanini (Observation XII).

Pendant l'injection, on suivra attentivement des yeux le patient, l'aide lui prendra le pouls, et on branchera souvent l'aiguille sur le manomètre pour se rendre compte de la marche de l'opération (après chaque injection de 5, 10 cc. puis 50 cc. à 100 cc.). Nous savons qu'au moindre incident il faut la suspendre. Quelquefois le malade a toussé et l'aiguille peut avoir été obstruée ou bien s'être plantée dans le poumon. Il faut suspendre tout de suite l'écoulement et vérifier, avant de le réétablir, si les oscillations manométriques sont aussi franches qu'auparavant. L'injection terminée, on ferme la communication avec le réservoir à azote, on note la pression terminale, pr. II, on retire l'aiguille et on passe quelques couches de teinture d'iode sur la petite plaie de ponction.

Le malade supporte très bien l'intervention ; nous avons observé de la dyspnée, des accès de toux (observations IV et V), des vomissements (observation IV), ou des douleurs thoraciques post-opératoires, mais qui ne duraient guère longtemps.

Après la première intervention, le malade restera couché. Il se lèvera après les autres injections si son état le lui permet.

Insufflations ultérieures. — La deuxième insufflation peut être faite deux ou trois jours après, si le malade a bien supporté la première. Cette fois on injectera 300 à 400 cc et on restera à une pression négative, tout près de zéro. La 3e ou la 4e fois, on peut atteindre une pression égale en injectant 300 cc ou 400 cc et même 500 cc. Si la séreuse est totalement libre d'adhérences, le pneumothorax pourra déjà être complet, la première semaine. Dès ce moment on n'aura plus qu'à l'entretenir, en injectant en moyenne 500 cc chaque fois et en restant autant que possible aux environs de zéro ou en atteignant progressivement un légère pression positive +2, +3, +4. Il faut savoir « que dans les 24 heures qui suivent l'insufflation, la pression augmente » (Dumarest), voir observations IV et V. Comme la plèvre perd à la longue son pouvoir d'absorption pour l'azote (voir p. 29), les injections seront assez espacées au bout de quelques semaines, sans que la compression pulmonaire varie ; puis on ne les fera plus que toutes les deux, trois semaines, tous les mois. La compression pulmonaire ne doit pas varier *surtout* « si la cavité pleurale est le siège de processus secrétoires et inflammatoires capables de créer des adhérences et de remanier la topographie ». (Dumarest), voir obs. I, après la 6e insufflation).

On surveillera attentivement le fonctionnement du cœur, son déplacement et celui du médiastin. Il est très utile de radioscoper le malade au cours des réinsufflations. On peut se rendre compte ainsi du degré de compression du poumon, de l'existence d'adhérences isolées, surtout diaphragmatiques, comme celles que nous avons constatées chez nos malades (observations I et III) ; on peut surtout apprécier le déplacement des organes voisins : le médiastin peut être refoulé du côté opposé et comprimer l'autre poumon et indiquer par là qu'il y a excès de gaz, qu'il y a excès de pression intrapleurale. Mais « il faut être prévenu de l'existence fréquente de déplacements inspiratoires du médiastin qui d'une part peuvent sembler inquiétants, bien que généralement ils n'offrent pas de danger, et qui, d'autre part, font croire quelquefois à la persistance d'un certain degré d'expansion pulmonaire, alors qu'en réalité le poumon est bien collabé, mais se trouve projeté latéralement à chaque déplacement inspiratoire du médiastin. Récemment ils ont été décrits exactement par Saugmann ». — Küss.

Le cœur est déplacé avec le médiastin ; les malades n'en sont guère gênés ; nous avons été surpris de voir combien la dextrocardie franche est bien supportée.

Le diaphragme peut être abaissé ; agissant sur les organes abdominaux il provoque à gauche un déplacement de l'estomac et des vomissements (observation IV), à droite un déplacement du foie.

La percussion de l'hémithorax traité révèle du tympanisme, mais l'auscultation ne donne pas toujours les signes du pneumothorax ouvert. Nous avons déjà dit (1) que dans ces pneumothorax artificiels, sans communication avec le poumon, les signes du pneumothorax communiquant sont très atténués et font souvent même défaut. Le signe de Pitres, que nous avons recherché sur plusieurs de nos malades, nous l'avons de rares fois constaté tout de suite après l'injection d'azote. Nous pensons qu'il existe quand le pneumothorax est bien complet ; nous avons en effet perçu un bruit faiblement métallique en recherchant ce signe chez notre malade de l'observation I, dont le pneumothorax était presque total. D'autre part, le tintement métallique des râles, ainsi que le souffle amphorique nettement métallique, n'existent pas, ou du moins, croyons-nous, n'ont pas encore été signalés.

Au fur et à mesure que le pneumothorax se complète, les signes d'auscultation s'atténuent ; les symptômes fonctionnels diminuent.

Classification des résultats. — Dans les très bons cas, la maladie est nettement jugulée ; l'expectoration qui était purulente, diminue, tend à devenir muqueuse, l'analyse n'y révèle plus le bacille de koch, puis elle disparaît : les premiers jours elle a augmenté par évidement mécanique des lésions ; la toux diminue, puis cesse; la température tombe à 37 et s'y maintient ; la respiration est plus libre ; le pouls se ralentit ; l'état général s'améliore (résultat de la diminution de la résorption des

(1) Un cas de tuberculose grave traitée par le pneumothorax artificiel. — J. Adad. — 1re partie de l'Observation I jusqu'au 25 janvier 1912. *Revue Médicale* de la Suisse Romande. 22 mars 1912.

toxines au niveau des lésions qui sont comprimées) ; le malade augmente de poids ; c'est une véritable transformation et l'on peut dire de quelques-uns de nos malades (observations I et II surtout), c'est une véritable résurrection. Quelquefois la température fait un petit clocher le jour ou le lendemain de l'intervention.

Dans les bons cas, le résultat diffère en ce que l'expectoration n'est pas complètement tarie, mais l'évolution tuberculeuse est enrayée, l'état général est très amélioré, la température normale.

Dans les cas suffisants, tous les signes sont diminués.

Il y a les cas, avec résultats nuls, et les cas aggravés. L'expectoration est continue, la température est subfébrile parce qu'il y a plus ou moins d'adhérences qui s'opposent à la compression totale.

D'autre causes que nous étudierons dans le chapitre suivant influent sur l'action du pneumothorax et annulent son effet ; ce sont ces causes qui, presque dans toutes nos observations, nous donnent nos mauvais cas.

Mécanisme. — Nous croyons, en effet, que le pneumothorax ne peut que contribuer à diminuer l'intoxication et à cicatriser les lésions. Les auteurs expliquent son action par l'immobilité du poumon ; « l'immobilité du parenchyme pulmonaire empêche le développement de la phtisie » — Forlanini ; par la réduction et l'accolement des cavernes ; par le ralentissement de la circulation lymphatique qui « met obstacle à la diffusion de l'infection et de l'intoxication tuberculeuse, et la stase de lymphe chargée de produits toxiques qui provoque dans le poumon atélectasié, comme Braüer l'a constaté, une forte réaction sclérogène ». — Küss ; par le ralentissement et la stase de la circulation sanguine (Braüer). Le Dr Molle d'Oran et le Dr Didier — dans sa thèse inspirée par Molle — font intervenir l'action trophique du pneumogastrique. M. Gaeraerd ajoute « le fait que la compression des bronches empêche l'accès de l'oxygène dans le tissu pulmonaire malade et place ainsi le bacille de Koch, microbe aérobie, dans des conditions mauvaises de vitalité ».

La guérison anatomique a été contrôlée à l'autopsie par Graetz, Saugmann, Warnecke, Kistler, cités par Forlanini, par Forlanini lui-même, par Braüer.

Adhérences. — Les adhérences sont légères ou résistantes et localisées, légères ou résistantes et diffuses.

Dans le cas d'adhérences jeunes, légères, régionales, les oscillations manométrique ne sont pas très franches ; la hauteur d'aspiration du liquide ne dépasse guère 5 à 6 divisions et varie peu pendant l'inspiration et l'expiration. La compression ne portant que sur une partie du poumon, il est indiqué ici de dépasser la limite des doses habituelles de Forlanini. Pour la première fois, on peut injecter 300 ou 400 cc et atteindre sans danger une pression égale ; en général ces adhérences légères lâchent sous l'influence de la pression en provoquant des douleurs thoraciques. A la deuxième intervention comme la séreuse est plus libre, la poche pleurale plus vaste, le manomètre oscille largement et la différence de niveau aux deux temps respiratoires peut atteindre jusqu'à 10, 15, 20, 25 divisions. Il est bon alors de revenir à la technique des cas sans adhérences. La technique au début, ne varie pas, avec les adhérences isolées résistantes ; on les traite dans la suite en atteignant des pressions positives +5, +6.

La rupture demande quelquefois deux, trois séances d'insufflation, avant de se produire, quand les adhérences, légères, sont diffuses.

Mais les adhérences n'offrent pas toujours une aussi faible résistance. Pour les vaincre des pressions nettement positives + 10, + 15, + 20, sont nécessaires. Ces pressions doivent varier suivant l'état du malade. Si la température ne tombe pas, si le malade ne souffre pas de dyspnée et ne se plaint pas de son côté malade, s'il n'y a pas de tachycardie, on peut graduellement atteindre + 25 ; certains auteurs atteignent des pressions encore plus hautes. Küss atteint + 45, d'autres praticiens, + 60. Evidemment il faut être prudent avec d'aussi fortes pressions et surveiller très attentivement le malade. Il est des adhérences qui ne lâcheront pas et le traitement sera incomplet (voir chapitre suivant, voir observation XIV).

Schmidt de Dresde, propose dans le cas d'adhérences partielles, de créer plusieurs bulles gazeuses, plusieurs pneumathorax séparés en piquant à différents endroits pour arriver à obtenir le collapsus du poumon (R. Chapuis).

Certains praticiens ont recours au procédé de Braüer.

Lorsque les adhérences sont solides et totales, l'opération est impossible (observation XIX).

La rupture des adhérences peut être la cause d'accidents : 1° l'embolie gazeuse ? Peut-on avoir l'embolie gazeuse à distance ? C'est une hypothèse, qui a été émise par Lyonnet et Piéry : le gaz pourrait pénétrer dans des vaisseaux néoformés de tissus adhérentiels, situés à distance du lieu de ponction ; 2° un épanchement pleural ; 3° dans le cas de caverne adhérente à la paroi et après de hautes pressions, la perforation secondaire du poumon, accident sérieux signalé par Forlanini, dû à la tension sans tassement de la caverne.

Accidents et incidents post-opératoires. — Plusieurs accidents et incidents post-opératoires sont possibles :

1° l'hypertension ; douleur intense du côté ponctionné, dyspnée vive, troubles gastriques ; pouls filiforme, cyanose et mort si l'on n'intervient pas en vidant en partie la cavité pleurale. On emploie l'appareil à pneumothorax. Dans ce cas c'est le réservoir B qu'on remplit de liquide ; le gaz en s'échappant chasse le liquide dans le réservoir A et occupe le réservoir B.

2° Nous avons vu l'emphysème sous-cutané qui est bénin, et l'emphysème médiastinal. A signaler encore les crachats hémoptoïques par piqûre du poumon (observation XVII).

3° L'hydropneumothorax ; le pyopneumothorax qui n'est pas considéré comme bien grave. Forlanini, Dumarest et Bayle, rapportent de nombreux cas de guérison.

4° L'infection du poumon sain, qui peut être précoce par le pus chassé brusquement du poumon malade après une injection gazeuse massive (remarques de l'observation XII).

5° Le pneumothorax secondaire aigu, qui est rare. Nous avons observé un cas d'hydropneumothorax secondaire aigu, qui va très bien (observation II). Quand il est suppuré (empyème aigu septique de la grande cavité) il est redoutable.

6° Le pneumothorax à soupape, rare aussi, dont le pronostic est fatal (observation XVIII).

Indications et contre-indications

Le résultats acquis jusqu'aujourd'hui par la collapsthérapie nous permettent de donner un tableau assez précis des indications et des contre-indications.

Indications. — La première des formes justiciables de l'intervention est la *forme caséeuse grave extensive unilatérale*. C'est le cas type.

Les broncho-pneumonies caséeuses aiguës tout comme les formes caséeuses extensives ulcéreuses ou hémoptoïques, relèvent du traitement de Forlanini (Dumarest).

Tous ces cas ne sont pas contre-indiqués même si le deuxième poumon est légèrement atteint (induration, début d'infiltration, infiltration pleuro-corticale légère). Ces légères lésions peuvent régresser et même guérir. Quelques-unes de nos observations (Observations V, VI) en font foi. Forlanini, qui a souvent constaté ce fait (un cas de guérison à l'autopsie, entre autres), croit que l'inflence du pneumothorax sur les lésions du poumon opposé est secondaire et dûe à la désintoxication générale qui permet à l'organisme de mieux se défendre.

Forlanini a appliqué sa méthode dans des cas de lésions étendues et avancées, caverneuses même, du deuxième poumon, et il a obtenu dans ces cas des résultats encourageants. Forlanini conseille de se rendre bien compte de toutes les ressources du malade et de ne pas hésiter, jamais, à le faire bénéficier du traitement prudemment mené, si les chances lui sont favorables.

Contre *les hémoptysies graves, rebelles,* le pneumothorax artificiel est le traitement de choix. « Il exerce l'influence d'une ligature ». Dumarest. Si l'on obtient l'immobilisation du poumon « l'action est d'ordinaire prompte, sûre et complète ». Forlanini. Et Forlanini intervient quelle que soit la lésion pulmonaire, quelle que soit la contre-indication. Jaquerod pense qu'il faut distinguer les hémoptysies des caverneux, des hémoptysies dûes à des lésions ulcéreuses dans le voisinage du hile ; dans ce dernier cas, le pneumothorax artificiel pourrait rendre l'hémorragie plus abondante. Tout récemment, A. Schternberg, de St-Pétersbourg, a rapporté deux observations d'hémoptysie grave très intéressantes. « Il fit la compression forte du poumon en injectant journellement le l'azote. L'hémorragie s'arrêta définitivement après l'injection dans la plèvre de 1.000 à 1.500 cc. d'azote. La température qui, chez les deux malades, atteignait 39° avant l'opération, descendit ensuite progressivement. Depuis plusieurs semaines la température reste normale et l'état général est satisfaisant ». (Roussky Vratch, n° 34, 25 août 1912, p. 1402). Notes dans la *Presse Médicale* du 21 décembre 1912.

Bayle signale les *dilatations bronchiques,* comme pouvant être une indication.

Les *adhérences réductibles* demandent un traitement un peu plus long ; elles n'entravent pas son action favorable. Le pneumothorax total sera obtenu tardivement ; mais même si le pneumothorax complet est impossible, on peut faire bénéficier le malade *d'un pneumothorax partiel,* dont on a reconnu les bons effets sur l'état local, surtout sur l'état général (Observation VIII).

Le processus de ramollissement *extensif* malgré les traitements habituels, est aussi une indication et une indication importante. Après avoir suivi le malade quelque temps, si la lésion ne se localise pas, le praticien devra prendre une décision. Trop attendre c'est aller au devant de difficultés opératoires ou même au devant de l'insuccès. Les malades bénéficient davantage d'un traitement institué à temps, parce qu'ils le supportent mieux et parce que les adhérences existent peu ou pas. « Qu'importe que les lésions soient encore peu étendues, peu profondes, si elles sont constamment actives, fébriles, hémoptoïques, si leur tendance caséeuse et destructive est avérée dès le début ? Le jour où nous nous sommes assurés qu'elles ont les plus grandes chances d'être progressives, nous ne pouvons pas hésiter à appliquer le moyen que nous savons capable de conjurer cette évolution, car le devoir du médecin, lorsqu'il a pesé dans sa conscience tous les éléments d'appréciation, et lorsqu'il s'est assuré des meilleures conditions d'exécution, est de savoir prendre la responsabilité de l'action, si elle peut apporter au malade une chance de salut. Et la phtisiothérapie n'est pas si riche en ressources que nous puissions avoir le droit de dédaigner celles qui ont fait leurs preuves ». Dumarest.

Forlanini dit même que lorsqu'on peut apprécier les signes de ramollissement, on doit sérieusement se demander si l'intervention est indiquée, « sans ajournement ». Pour Forlanini, en effet, le pneumothorax artificiel, non seulement guérit, mais est inoffensif.

Si la lésion siège *à la base*, l'indication est encore plus formelle. Exchaquet et Jaquerod de Leysin ont remarqué les caractères graves des cavernes basilaires et leur incurabilité relative. D'autre part, de Reynier, de Leysin, a rapporté une observation de caverne basilaire très améliorée sous l'influence d'un pneumothorax spontané.

Les indications du pneumothorax pourront probablement se multiplier dans l'avenir, quand la technique sera encore plus précise, surtout quand les résultats éloignés auront pesé de tout leur poids dans la discussion qui se livre aujourd'hui entre les cliniciens au sujet de ces indications.

Folanini s'est déjà posé la question de savoir si les cas de début peuvent tirer un grand avantage de sa méthode. La pleurésie avec épanchement, auquel on expose le malade, lui fait dire qu'il vaut mieux d'abord recourir à l'arsenal thérapeutique courant, mais si on constaté son efficacité « ou si les conditions sociales du malade ne permettent pas de les employer suffisamment, attendu surtout que le poitrinaire au début d'aujourd'hui est, virtuellement, presque toujours le poitrinaire avancé de demain, il faudra avoir recours au pneumothorax ». Et il ajoute : « Enfin si, par hasard, ainsi qu'il arrive souvent, la phtisie initiale est bilatérale, cette condition sera un nouvel argument à l'appui de l'intervention qui aura pour but de maîtriser vite les lésions d'un côté, afin de se réserver de bonnes conditions pour traiter celles de l'autre ». Forlanini.

Contre-indications. — Elles sont de trois ordres différents : elles sont dues, ou à une atteinte du deuxième poumon, ou à une lésion tuberculeuse d'un autre organe, ou enfin à une maladie non tuberculeuse concomitante.

1° *Les lésions bilatérales*, lorsque le second poumon est au moins infiltré. Nous avons vu que Forlanini a obtenu certains résultats dans des cas avancés de bilatéralité ; nous ne connaissons pas d'autres cas signalés dans la littérature médicale. Si la guérison ou l'arrêt de la lésion n'est pas possible, on peut du moins, dit Forlanini, « toujours compter sur une désintoxication de l'organisme, désintoxication partielle et transitoire si l'on veut, mais qui, pour le malade à bout de ressources, est toujours un bien ».

La symphyse pleurale totale rend impossible plutôt qu'elle ne contre-indique l'intervention. La lésion est étendue et au moins un peu ancienne. Un essai de ponction, même plusieurs, doivent toujours être tentés, d'abord dans les lieux d'élection, puis un peu partout sur l'hémithorax. Les surprises sont possibles.

2° Les *localisations extra-pulmonaires de la tubercu-* sont celles qui intéressent l'intestin et le *larynx, surtout l'intestin*. La tuberculose laryngée a même été, dans certains cas, très bien influencée par le pneumothorax artificiel.

Cette règle générale demande à être examinée de près. La tuberculose intestinale au début et même la tuberculose intestinale confirmée, mais peu avancée, ne sont pas aggravées par le pneumothorax artificiel. Au contraire, il semble qu'elles en tirent quelquefois bénéfice et, pour s'en convaincre, il suffit de parcourir nos observations V et VI.

Pour Forlanini d'ailleurs, les lésions pulmonaires et extrapulmonaires évoluent, les unes et les autres, pour leur compte propre, et dans la plupart des cas, les lésions du larynx et de l'intestin dues à l'action sur ces organes des bacilles de Koch contenus dans l'expectoration, peuvent évoluer favorablement grâce à la suppression des crachats par le pneumothorax. Forlanini croit cette action possible quand il s'agit de tuberculose laryngée ou de tuberculose intestinale au début et peu étendue ; le pneumothorax ne pourra rien sur les lésions intestinales avancées ; la maladie suivra son cours fatal. Nous tenons à faire remarquer qu'il ne parle pas du tout d'influence fâcheuse du pneumothorax artificiel sur la lésion intestinale. « Même dans ces cas — de tuberculose intestinale à lésions étendues — si l'on a entrepris le pneumothorax, on peut constater une amélioration des symptômes pulmonaires, suivie d'un soulagement qui est appréciable, surtout dans une affection douloureuse de l'abdomen, soulagement dû à la diminution ou à la suppression de la toux et du besoin de cracher ». Forlanini.

Dans notre observation XIV, il s'agit d'un malade atteint de tuberculose cavitaire droite et de pyélite et de cystite tuberculeuses. Le pneumothorax créé a été bien incomplet et nous n'avons constaté aucune action sur les lésions de l'appareil urinaire.

Forlanini cite un cas favorable de tuberculose rénale ; symptômes disparus (hématurie, albuminerie et bacillaire) et guérison clinique de la phtisie, évidente, depuis trois ans (VIIe Congrès international contre la tuberculose, Rome, avril 1912).

3° Les auteurs, sauf Forlanini, ne parlent pas dans leurs travaux de l'action du pneumothorax artificiel dans le cas de lésions extrapulmonaires non tuberculeuses concomitantes.

Forlanini considère théoriquement comme contre-indications, les maladies du cœur et des vaisseaux ; l'emphysème essentiel, la splanchnoptose, don il a peu d'expérience, sont aussi des contre-indications.

Il ne lui semble pas que les autres affections puissent avoir une influence quelconque sur le traitement ni être influencées par lui. Il en excepte pourtant deux : le diabète sucré et les affections rénales.

Nous avons vu que le cœur supporte bien le pneumothorax artificiel. Rénon signale le danger « de complications circulatoires ultérieures, quand le cœur droit se dilate et s'hypertrophie au point d'avoir presque la même épaisseur que le ventricule gauche, comme dans les cas de Gustar Carlström ».

Forlanini ne parle pas de ce danger ; Dumarest constate qu'il y a une dextrocardie complète dans le cas de pneumothorax gauche qui « n'entraîne aucun inconvénient fonctionnel et disparaît spontanément le jour où on abandonne le pneumothorax à la résorption ».

FAITS CLINIQUES

OBSERVATION I

Forme caséeuse unilatérale rapidement extensive (poumon gauche). — Adhérences partielles. — Légère atteinte du sommet droit

Homme âgé de 33 ans. Garçon de magasin.

Père mort à 66 ans d'une maladie de poitrine, après trois mois de lit (probablement la tuberculose).

Personnellement, rougeole, puis scarlatine dans l'enfance; érysipèle à 22 ans.

Début au mois de mars 1911 : toux, expectoration, température élevée (40°); toux émétisante dans les premiers jours de juillet.

A son arrivée au Sanatorium populaire, le 19 juillet 1911, le malade est en proie à une dyspnée vive, tousse fréquemment, expectore 50 cc. par jour, gros crachats, purulents, déchiquetés, fétides — crachats amygdalions de Sabourin — quelquefois striés de sang. Bacilles de Koch, très peu nombreux; en outre, cellules alvéolaires et microbes associés (staphylocoques et streptocoques).

L'examen révèle un ramollissement étendu du poumon gauche, avec deux excavations, l'une apexienne, petite, l'autre plus développée, dans la partie moyenne et antériure du lobe supérieur. A droite, rien en avant. En arrière à l'extrême sommet quelques petits râles humides avec inspiration rude et expiration rude et prolongée.

Bruits du cœur réguliers. Rien de particulier à signaler du côté des autres organes.

L'état général est des plus précaires; le malade est pâle, amaigri, il n'a pas d'appétit; il transpire abondamment la nuit et ne repose guère. La température atteint 39, 39°2.

Le lendemain de son arrivée, crachats rouges; le surlendemain, hémoptysie avec T : 38° qui se maintient à ce degré pendant quelques jours, puis jusqu'au 26 septembre, oscille habituellement entre les maxima 37°6 et 38° et atteint quelquefois ou dépasse 39. Ces hautes températures correspondent à de fortes poussées congestives, avec recrudescence de l'expectoration qui va jusqu'à remplir deux crachoirs par jour. L'état local s'aggrave. Malgré les soins le malade va de plus en plus mal; il se cachectise. La fonte du poumon gauche s'accentue, et chose curieuse, à droite, on n'entend plus de râles.

Le traitement par le pneumothorax artificiel proposé est accepté par le malade.

La première ponction est faite, le 12 octobre 1911, dans le 8e espace intercostal gauche, sur la ligne axillaire postérieure. Cette région donne de la sonorité à la percussion, la respiration est nettement perceptible.

Première Insufflation de 400 cc. d'azote. Le malade qui craint l'opération est dans un état de nervosité marquée; au préalable, injection de un centigramme de morphine. Après l'intervention, tympanisme en avant et en arrière, surtout en arrière où il remonte presque jusqu'à la pointe de l'omoplate; léger souffle, respiration abolie. Plus haut, les signes de ramollissement et d'excavation. Le malade est un peu fatigué, mais il ne souffre pas. La température se maintient encore entre 38 et 39. L'expectoration est diminuée un peu, de 45 à 50 cc. tombe à 30, 25. L'état général n'a pas sensiblement varié.

Deuxième Insufflation de 600 cc. d'azote, le 22 octobre; pression + 4 au manomètre à eau. T : 38°5. Pas d'effet décisif sur l'état du malade; seule, l'expectoration diminue un peu.

Une radiographie prise après ce deuxième pneumothorax, montre, à gauche, au sommet, une tâche noire, qui est une grande partie du poumon atélectasié; le poumon est adhérent au sommet. Plus bas, jusqu'à la 6e côte, on voit une bande moins foncée de la largeur de trois doigts se terminant en pointe et paraissant se continuer avec la coupole diaphragmatique. Cette pointe est une adhérence que nos injections ultérieures arriveront probablement à faire céder. Le reste de la cage thoracique, à gauche, est clair. Rien d'anormal à droite. Le cœur est déplacé à droite.

Troisième Insufflation de 650 cc. d'azote avec pression + 3, le 31 octobre. Dès le lendemain la température tombe à 37°5; deux jours après elle ne dépasse pas 37, et y demeure (sauf quelques petites élévations thermiques (trois fois) correspondant d'ailleurs quelquefois à de la diarrhée ou pouvant se rapporter aussi à une prostatite dont souffre le malade). Le malade se plaint beaucoup de céphalalgie; prend de l'aspirine pendant quelques jours seulement.

L'expectoration de 30 tombe à 20, à 10, puis à 1 et disparaît enfin complètement. L'état général change absolument ; le malade est apyrétique, ses joues es colorent ; ses nuits sont bonnes, son appétit est excellent. Il donne l'impression d'un homme parfaitement heureux. Il tousse très peu, respire librement. Au lit depuis des mois, il se lève, va à la cure sans aucune fatigue, joue au bil-

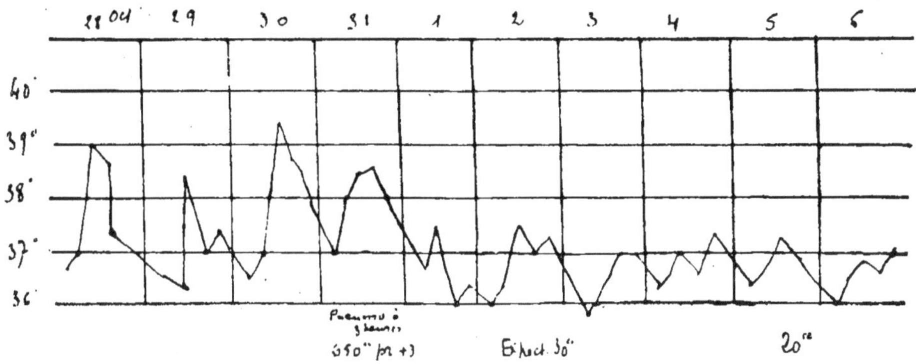

lard. Cette transformation s'est accompagnée d'une notable augmentation de poids : avant la 3e insufflation, 61 kilos ; le 20 novembre, 63 kil. 400 ; le 30 novembre, 67 kil. 800.

Quatrième Insufflation de 700 cc. pression + 4, le 9 novembre. Etat général toujours excellent. Température normale. Le pneumothorax complet semble être réalisé ; le 17 novembre, le malade n'expectore plus.

Le 11 Novembre. — L'auscultation révèle un souffle amphorique au sommet gauche, en avant, avec quelques râles descendant jusqu'à la 3e côte ; plus bas, un souffle plus intense, sans râle, sans murmure vésiculaire. En arrière, dans la fosse sus-épineuse, du souffle et des râles et, plus bas, à deux ou trois doigts au-dessus de la pointe de l'omoplate, un gros souffle amphorique allant jusqu'à la base. A droite, l'auscultation est négative.

Le malade accuse de nouveau de la céphalagie et des névralgies périorbitaires, à droite, ainsi que des douleurs dans la région du cœur. On constate que le phrénique droit est douloureux au cou, entre les deux chefs du sterno-cloïdo-mastoïdien et que le cœur toujours en position médiane présente un petit frottement péricardique sec à la diastole. Lorsque le malade est couché sur le côté, le cœur à chaque systole frappe assez violemment contre la paroi thoracique.

A l'examen radioscopique on voit que l'adhérence inférieure n'a plus de contact avec le diaphragme, mais plutôt, semble-t-il, avec les 4e et 5e côtes.

Cinquième Insufflation de 500 cc., pression + 6, le 30 novembre. Ajoutons qu'à chaque nouvelle injection la pression initiale est négative, parce que dans l'intervalle le gaz s'est résorbé.

Progrès constants, quand, le 3 décembre le malade se remet à expectorer 3 à 5 cc. par jour et à tousser davantage; la température se rapproche de 38 jusqu'au 12 décembre.

Sixième Insufflation, le 12 décembre, 500 cc., pression + 3. Le lendemain, recrudescence de l'expectoration, 30 à 40 cc., qui ne fut que momentanée et s'expliquerait par la rupture probable de l'adhérence inférieure. T : 37°6, retombe ensuite à 37°. L'expectoration, est, les jours suivants, à 15, 12, 10, le 22 décembre, de nouveau à 0; tous les 4 ou 5 jours, jusqu'au 21 janvier 1912, le malade rend un crachat blanc ou vert. L'incident du 3 décembre a fait perdre un peu de poids au malade; il pesait 67 kil. 800; le 22 décembre, 66 kilos. Mais son poids augmente depuis et atteint 67 kil. 500 le 8 janvier 1912. Il va de nouveau très bien. Sous l'influence de l'adaline, la céphalagie disparaît; il ne se plaint plus de la région du cœur. Part pour un petit voyage de deux jours, à l'occasion du premier de l'an; la température est à 37° 2 et trois jours après son retour elle est de nouveau à 37.

Le 12 Janvier, l'auscultation donne les signes suivants : à gauche, en avant, matité jusqu'à la 3e côte, vibrations augmentées, râles humides gros peu nombreux et un souffle amphorique; au-dessous, sonorité tympanique, respiration obscure, souffle à timbre légèrement métallique. En arrière, matité de la fosse sus-épineuse, vibrations augmentées, râles moyens nombreux diminuant jusqu'à la pointe de l'omoplate. A droite, en avant, respiration soufflante. Pas d'épanchement pleural, pas de succussion hippocratique, base bien sonore. Fait nouveau, la respiration s'étend presque jusqu'à la base en arrière; le poumon doit être aussi adhérent à la paroi thoracique postérieure.

Cœur toujours déplacé à droite. Le 11 janvier, le malade se remet à expectorer, 4 cc. par jour, le 16, 8 cc.; la température monte à 37°3, 37°5, 37°6. Ressent de nouveau des douleurs au côté gauche; est fatigué. Ces symptômes ne sont pas dûs à une poussée congestive, l'auscultation le confirme. Croyons plutôt que le poumon a besoin d'être comprimé et immobilisé.

Septième Insufflation. — Cette fois la ponction est pratiquée sur la ligne axillaire antérieure, dans le 5e espace intercostal. 700 cc. pression + 2, le 17 janvier 1912. Ponction antérieure parce que la veille une tentative d'injection au point habituel, sur la ligne axillaire postérieure a échoué ; dans cette région, épaississement de la séreuse (sensation avec l'aiguille) et fortes adhérences.

Malade plus calme ; il demandait son injection, convaincu — on le serait à moins — de son efficacité. Le lendemain, 4 expectorations ; le surlendemain ne crache pas ; puis 1 à 2 cc. T : 37°2 le lendemain, puis 37.

Le 24 Janvier. — T : 37°5, le malade accuse de nouveau des douleurs du côté gauche. Ne faudrait-il pas incriminer des adhérences qui cèdent, ou bien s'agirait-il de manifestations nerveuses ? le 25, T : 36°6.

Mêmes signes à l'auscultation.

La pointe du cœur bat un peu à droite de l'appendice xyphoïde ; les bruits sont assourdis par intervalles ; tension passable.

Le malade fait sa cure, se promène.

Le 29 Janvier. — Poids : 67 kilos. Crache un peu ; 5 cc., hier, à cause du brouillard, dit-il. Mais diarrhée et douleurs dans la fosse iliaque gauche depuis plusieurs semaines. On sent dans la profondeur, le psoas induré ; il est douloureux ; le malade éprouve de la douleur dans cette région en se levant de sa chaise. Toucher rectal, à peu près négatif. Douleur vive à la pointe du coccyx.

Le 3 Février. — L'expectoration est allée jusqu'à 12, 14 cc. ces jours derniers.

Huitième Insufflation. — 1 litre, pression + 1. Les jours suivants augmentation notable de l'expectoration, 30, 25, 17 cc. Température subfébrile. Céphalalgie pendant quelques jours ; aspirine.

Neuvième Insufflation, 250 cc. pression + 4, le 13 février. Depuis, la température reste à 37 jusqu'en septembre.

Le 21 Février. — Va un peu moins bien depuis quelques semaines ; l'expectoration est revenue au taux de 12 à 20 crachats par jour. Douleurs du côté droit. Bacilles de Hoch rares. Poids : 66 kil. 300.

Le malade a été radioscopé le 17 ; on constate que l'adhérence inférieure a, à peu près complètement lâché. Le sommet reste adhérent. Le médiastin est flottant de droite à gauche et dépasse largement la ligne médiane en expiration (de plusieurs centimètres) ; le cœur suit le mouvement.

A l'auscultation, souffle amphorique étendu aux 4/5e inférieurs du thorax en avant. Bruits humides dans la région claviculaire. Au sommet en arrière, matité, râles variés, surtout bronchiques jusqu'à la moitié du poumon ; souffle amphorique à la base, tympanisme.

Dixième Insufflation. — Le 28 février, 400 cc., pression + 2.

Le malade perd encore du poids, le 29 février, 65 kil. 200.

Le 21 *Mars.* — Crache encore 15 à 16 cc. par jour ; crachats muco-purulents jaunes ou verts. Température normale. Est enrhumé. A augmenté de 1 kilo ; pèse 66 kil. 200.

A l'auscultation, en avant, sommet gauche, jusqu'à 2e côte, souffle amphorique, râles à timbre très nettement métallique ; jusqu'à la base, respiration obscure. En arrière, lobe supérieur, souffle et râles plus nombreux ; à la base, souffle amphorique lointain, respiration trouble, matité dense, vibrations augmentées (tissu d'adhérences étendu). Rien à droite.

Onzième Insufflation. — 300 cc. pression + 6. Même état intestinal (tuberculose intestinale). Héliothérapie sur tout le corps.

Le 1er *Avril.* — Tousse encore un peu. Encore un peu de diarrhée (3 selles, sans douleurs abdominales). Supporte bien la cure de soleil. Bonne pigmentation. Pas de dyspnée *même à la marche rapide.* Augmente de poids : 67 kil. 300.

Le 12 *Avril.* — Expectoration muco-purulente. Albuminoréaction positive ; 3 à 4 bacilles par champ ; polynucléaires.

Le 25 avril, *Douzième Insufflation.* 300 cc. d'air stérilisé (1), pression + 8. Recrudescence de l'expectoration après l'opération 24 à 25 cc.

Le 13 *Mai.* — Caverne du sommet gauche incomplètement séchée, mais la catarrhe devient plus muqueux. Le soleil paraît avoir une action nette sur l'asséchement du foyer. L'intestin fonctionne régulièrement. Le malade affirme que la cure de soleil seule a obtenu ce résultat avec la cessation des douleurs. Palpation absolument indolore et négative. Il semble qu'on sente à gauche quelques ganglions mésentériques. Pas d'appétit ; le malade maigrit ; le 2 mai, pèse 65 kil. 700 ; le 13 mai, 63 kil. 300 (vêtements un peu plus légers).

Le 15 *Mai.* — Expectoration 28 cc.., albumine 27 cc.

Treizième Insufflation, le 16 mai ; 350 cc. ; pression finale + 7 + 14.

---

(1) A partir d'avril injectons air stérilisé au lieu d'Azote (comprimé en bombe). Même observation pour tous les autres malades. L'Azote est de nouveau employé à partir des premiers jours de septembre. Nous le produisons nous-mêmes.

Le 23 *Mai.* — Poids : 64 kilos.

Le 3 *Juin.* — A augmenté de 2 kilos cette semaine. Poids : 65 kil. 900. (Bouillie d'avoine et riz). Tousse et crache moins; moins fatigué. Peut dormir sur le côté droit. Intestin régularisé pendant plusieurs semaines par la cure de soleil. Actuellement de nouveau quelques petits désordres digestifs.

Quatorzième Insufflation, le 6 juin; 250 cc. pression initiale — 3; pression finale + 8.

L'expectoration va en diminuant.

Le 24 *Juin.* — Crache 4 à 5 fois. Augmente beaucoup de poids; le 13 juin, 66 kil. 100; le 24, 67 kil. 400. A remarqué l'effet asséchant de la série de beaux jours que nous venons d'avoir. Intestin régularisé. Bon appétit. Le foyer sous-claviculaire paraît s'être éloigné de la région occupée par le pneumothorax. En arrière encore des râles humides au sommet et râles fins et moyens dans la gouttière.

Le malade est expulsé le 2 juillet; mesure disciplinaire motivée par sa conduite : (excès de boissons, esclandre; (récidive).

A la sortie, l'état général est très bon. La respiration est normale.

Comme *résultats du traitement*, on peut dire qu'on a obtenu une amélioration très notable.

Très bon état général, température normale.

Expectoration diminuée, presque tarie.

Augmentation de poids, 6 kil. 400.

Fonctions intestinales normales, après troubles qu'on ne saurait justement attribuer au pneumothorax.

Le 31 *Juillet.* — Il revient se montrer et rester à Leysin. Pèse 66 kilos. Il va bien. Ne crache plus du tout depuis une quinzaine de jours. Encore quelques douleurs intestinales et un peu de diarrhée. A été faire un voyage en Savoie.

Quinzième Insufflation. — Ponction dans la ligne axillaire antérieure. La pression initiale est fortement négative et devient positive fortement, après l'introduction de 300 cc. d'air stérilisé. Les oscillations manométriques sont rythmées par le cœur. Si le malade retient sa respiration, le cœur imprime au manomètre des oscillations de 1 à 2 cc. autour du zéro. Injection de 300 cc. pression première — 18; pression seconde + 16.

Travaille à partir du 13 août. Jusqu'au 19 août, rares expectorations; se surmène, boit? et le 19 T : 37°5 jusqu'au 26. Expectore 1, 2, 3 cc. par jour. Le 27 août, T : 39°5; le 28, T : 40°. Expectore 10 à 20 cc. Que s'est-il passé? Il semble que les lésions se soient réouvertes, car il y a des râles gargouillants sur toute la hauteur du poumon en arrière. Peut-être y a-t-il eu en même temps activité du processus tuberculeux sous l'influence de la fatigue.

Toujours est-il que la seizième insufflation, que nous avons pratiquée le 29 août, 200 cc. pression initiale — 13 ; p. II = a eu une action remarquable sur la température et sur l'état général qui était devenu mauvais. Le soir même, la température tombe à 38° 2, alors qu'elle était le matin à 38° 4 et le lendemain elle ne dépasse pas 37°5.

Poids en septembre, 63 kil. 500.

La température est normale dans la suite; l'expectoration momentanément abondante diminue. Le malade se sent mieux. L'intestin fonctionne bien.

Dix-septième Insufflation, le 16 septembre; 300 cc. d'azote; pr I — 8, pr II + 20.

Le poumon est bloqué, les adhérences, compactes.

Le malade a été de nouveau admis au Sanatoirum et son état s'améliore.

Il crache 8 cc. T : 36° 6. Intestin très régulier.

OBSERVATION II

Forme caséeuse unilatérale avec ramollissement rapidement extensif (poumon gauche). — Légère atteinte du sommet droit.

Jeune homme, âgé de 20 ans. Employé au P.-L.-M.

Aucun antécédent, ni héréditaire, ni personnel. Est bien constitué.

Au début de septembre 1911, quelques jours après une course de montagne, tousse et crache un peu (crachats jaunes). Le 30 septembre, fait une nouvelle course qui augmente sa toux et son expectoration. Il cesse son travail le 15 octobre et se repose. T : 38°. L'état général décline; perte de 6 kilos. Il vient à Leysin, le 15 novembre; séjourne dans une pension. La température oscille les premiers jours entre 37°5 et 38°5, puis elle monte à 40°. Le malade est très abattu. La toux et l'expectoration sont abondantes, 20 à 40 cc. par jour. Il perd de nouveau 8 kilos. Se cachectise. Pas d'hémoptysie. Aggravation manifeste. Il entre au Sanatorium le 22 janvier 1912. Son état est désespéré : facies de moribond, yeux excavés, nez effilé, très pâle; transpirations abondantes. Toux pénible la nuit. Crachats nummulaires; bacilles de Koch assez nombreux.

A l'auscultation, à gauche, grosse caverne envahissant plus de la moitié du poumon; râles très humides, consonnants, avec souffle deviné. Infiltration de la base en arrière. A droite, respiration normale en avant; en arrière, respiration un peu trouble avec quelques bruits au sommet.

Cœur rapide. Constipation opiniâtre. Le malade est traité énergiquement mais périclite quand le 27 janvier, comme dernière ressource, tentative de pneumothorax artificiel. Pneumothorax facilement réalisé. 400 cc. d'azote en pression négative. Piqûre faite au

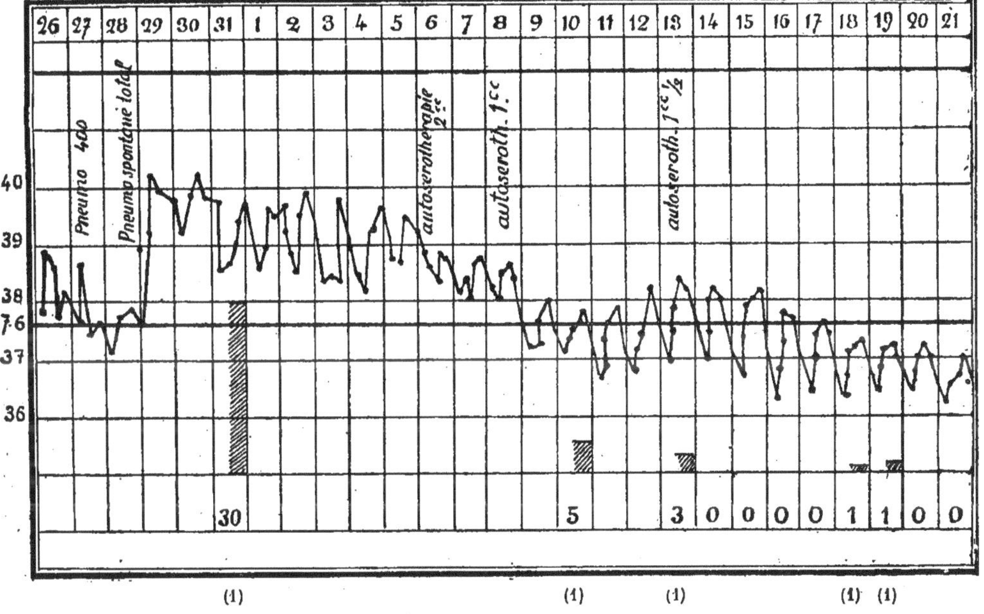

point d'élection postérieur, où la respiration est très trouble, à peine perceptible et encombrée de râles variés.

Injection de 0 gr. 007 de morphine avant la piqûre. Après l'opération, qui est bien supportée, tympanisme à la percussion de la région précordiale avec râles métalliques nouveaux, souffle deviné. Respiration très obscure sans râles immédiats à la base. La température qui oscillait habituellement entre 37 et 39, 39°3, 39°8, tombe à 37°5 le lendemain de l'opération. Mais un accident qui nous fit craindre une issue fatale se produisit dans la nuit du 28 au 29 :

(1) Les hachures indiquent le taux de l'expectoration.

Pneumothorax spontané total. — Le malade a éprouvé brusquement un double point douloureux à la hauteur du hile. Le matin, la température s'élève à 40° et s'y maintient. La respiration est très gênée par la douleur, respiration silencieuse dans tout le poumon gauche. Percussion incertaine et peu modifiée. Résonnance cavitaire vaste à la base gauche. Bruits gastriques. Râles peu nombreux à la toux au sommet droit. Cœur en position médiane, plutôt à droite qu'à gauche.

L'expectoration est à 30 cc.

Le 3 Février, la succussion hippocratique met en évidence un épanchement à la base gauche. Une ponction exploratrice donne facilement un centimètre cube de liquide séreux clair.

Le 6 Février, essai d'autosérothérapie par la méthode de Gilbert ; après ponction, injection *in loco* dans le tissu sous-cutané de 2 cc. de liquide pleural, puis 1 cc., 2 jours après. La température ne dépasse pas 39° le lendemain ; quelques jours après, elle est au-dessous de 38° ; après une 2e injection de 1 cc. ½, la température, de 38°3, 38°4, tombe, au bout de quelques jours, à 37°8, 37°6, puis à 37° et s'y maintient. L'épanchement ne se résorbe pas.

L'expectoration diminue notablement ; le 10 février, 5 expectorations muqueuses, puis plus qu'un crachat muqueux par intervalles.

Le 13 Février. Tentative d'insufflation, mais la pression initiale étant à + 7, on n'injecte presque pas d'azote. Le malade prend de la digitale pendant quelques jours.

A partir du 23 février, il va très bien. Son état général est superbe. Il sort, se promène, n'a pas de dyspnée. Les symptômes généraux et fonctionnels étant excellents, abstention d'injection d'azote. Le 24 mars, apparition de troubles intestinaux.

A l'examen du 30 mars, épanchement pleural remontant jusqu'à la pointe de l'omoplate. Le malade n'est nullement gêné ; reste sous l'influence de son épanchement qui assure la compression et l'immobilisation pulmonaires. Son état ne fait que s'améliorer.

Poids, le 23 février,....................	58 kil. 200
le 22 mars,....................	63 kil. 300
le 30 mars,....................	63 kil. 800

La radioscopie de fin avril démontre la complète réplétion de l'hémithorax par le liquide pleural. Dextrocardie complète ; médiastin très refoulé. Le malade est un peu essoufflé.

Le 2 Mai. Traitement de Potain. — Ponction de 1 l. 500 de liquide séreux, puis injection de 1 litre d'air filtré au moyen de l'appareil de Forlanini-von Muralt.

Après l'opération, tympanisme dans toute la région précédemment mate. La pointe du cœur, palpable très obscurément, paraît siéger sur le rebord droit de l'appendice xyphoïde. Le cœur paraît être dans son inclination normale, pointe à gauche. En arrière, la matité ne remonte qu'à deux doigts au-dessous de la pointe de l'omoplate.

Le 11 *Mai*. Le liquide remonte jusqu'à la pointe de l'omoplate et dans le voisinage du mamelon. Le cœur est en dextrocardie complète. Le malade est beaucoup moins essoufflé depuis l'opération. Il prend toujours du poids.

le 3 mai............................... 64 kil. 400
le 13 mai............................... 64 kil. 800

Le 5 *Juin*. Ponction. Evacuation de 2 litres de liquide séreux, (pas de bacille). Insufflation de 1 litre d'air filtré, pr. I — 10, pr. II, + 8. Expectoration nulle. Toux nulle. Pas d'essoufflement.

Le 18 *Juin*. Le liquide paraît ne se reformer que très lentement. Poids, 65 kil. 100.

Le 25 *Juillet*. Evacuation 1 l. 800 de liquide séreux, très fibrineux; injection 1 l. 400 d'air filtré; pression finale + 2.

Le 31 *Juillet*. Matité nette seulement à quatre travers de doigt au-dessous de la pointe; à l'auscultation, bruit de flot paraissant se produire dans un lacis de fausses membranes et non pas en surface nette.

Excellent état général. Fonctions intestinales normales. Poids, 9 juillet, 64 kil.; 19 juillet, 65 kil. 500; 31 juillet, 61 kil. 700 (vêtements d'été, ponction récente de deux litres).

La radiographie montre le poumon complètement ramassé sur lui-même. Progrès réguliers. Aucun incident. Poids, 9 août, 63 kil. 600.

Le 14 *Septembre*. Ponction. 1200 cc. liquide fibrineux; injection 880 cc. d'air, pr I — 24, pr II + 7.

Le 21 *Septembre*. Va toujours bien. Fait plusieurs heures de promenade par jour. A pu s'occuper ces derniers temps, (dessin, 2 à 3 heures le matin), sans éprouver de fatigue.

En somme, le *résultat du traitement* peut se résumer ainsi :

Amélioration très notable; guérison presque certaine. Processus enrayé; lésions en voie de cicatrisation, léger hydrothorax. Excellent état général. Apyrétique. Augmentation de poids, près de 6 kil. Expectoration tarie; toux nulle.

Ici, l'autosérothérapie a été combinée au pneumothorax artificiel. Le docteur Burnand a publié un mémoire sur « l'Autosérothérapie des épanchements pleuraux consécutifs au pneumothorax artificiel ou spontané (1) ». Il attribue à l'action des réinjections sous-cutanées de liquide pleural, la chute brusque de la température (voir plus haut Courbe).

OBSERVATION III

Forme caséeuse gauche extensive. — Lésions pleuro-corticales à droite.

Jeune homme âgé de 27 ans. Clerc de notaire.

Père bien portant; mère morte d'une tumeur de l'estomac. Un frère bien portant.

Anémie avec céphalées, fatigue générale à 14 ans. En février 1909, bronchite au service militaire après 6 mois. Va mieux jusqu'en juillet 1910, mais expectore toujours; à cette époque symptômes de tuberculose.

Le début date de cette bronchite. Jusqu'en juillet 1910 a toujours toussé et craché un peu sans quitter son service. Faiblit beaucoup à cette époque; surmenage physique et intellectuel; maigrit, a des éblouissements; T. 39°2. Expectoration jaunâtre augmentée. Est envoyé à l'hôpital militaire; présentait des frottements pleuraux et des sous-crépitants au sommet gauche en arrière. Reste un mois; ne fait pas de progrès. Libéré. Fait de la suralimentation; engraisse de 7 kil. 500. Température, 37°8, 38°. Au mois d'avril 1911, se refroidit au cours d'une promenade, hémoptysie (un verre), qui dure 5 à 6 jours. Du mois d'avril au mois d'août, présente des symptômes de troubles gastriques (dilatation de l'estomac). Maigrit de 15 kilos.

Vient à Leysin le 13 août. Prend pension. T. 37°7. Expectoration très abondante; 86 cc. par jour. Toux fréquente. Pâle, essoufflé, affaibli; très amaigri. Présentait à ce moment des signes de ramollissement en voie d'extension au sommet gauche. Nous n'avons pas pu savoir s'il avait déjà les lésions pleuro-corticales au sommet et à la base droites que nous constatons plus tard.

Après un mois et demi de cure, prend 4 kilos. T. 37°2, 37°3. Expectoration 10 cc. Forces en progrès. Etat général sensiblement amélioré. En octobre se refroidit, T. 38°5, les jours suivants atteignant quelques fois 39°. Recrudescence de l'expectoration. Fait une

(1) Voir, *Revue médicale de la Suisse Romande*. — Août 1912. — Genève, ou, *Etudes sur la Tuberculose* (3e série). Station climatérique de Leysin. A Maloine, Paris, ou Borloz 1912, à Aigle (Suisse).

poussée congestive à gauche. Cette fois ne se remet pas facilement. Reste au lit pendant près de 3 mois. Son état est inquiétant. Le 10 décembre, tentative de pneumothorax artificiel.

La première injection est faite le 10 décembre. 300 cc.

L'action sur la température est des plus nettes. T. 38°4 avant, 37°4 après et depuis ne dépasse guère 37°. Expectoration 20 cc. avant, le lendemain est très accrue et quelques jours plus tard, plus que 4 à 5 cc. L'état général est déjà meilleur. Huit jours après, le malade peut se lever, aller à la cure. Prend 4 kilos en deux mois.

2e *insufflation*,	le 13 décembre	600 cc.
3e —	le 24 décembre	400 cc.
4e —	le 10 janvier	500 cc.
5e —	le 25 janvier	600 cc.
6e —	le 30 janvier	500 cc.
7e —	le 2 mars	600 cc.

Le malade n'a accusé de la douleur et de la dyspnée qu'après la première piqûre.

Entre au Sanatorium le 19 mars 1912. Présente un état général suffisant, très amélioré. Pèse 62 kil. 700, encore maigre. Dyspnée d'effort peu marqué. température normale.

Expectoration muco-purulente ; peu de bacilles.

A l'examen, expansion des sommets mauvaise, épaule droite abaissée.

A l'auscultation, signes de pneumothorax artificiel gauche à peu près complet et forte pachypleurite ; bruits indéterminés, d'autres bronchiques, à la base. A droite, foyers sous-pleuraux disséminés, le principal siégeant à la base droite en arrière.

Cœur. La pointe bat dans le 5e espace. Eclat du 2e temps très marqué à l'aorte. Au 2e temps, petit craquement péricardiaque sec. Phrénique gauche très douloureux entre les deux chefs du sterno-Cleïdo-mastoïdien.

Fonctions intestinales régulières, mais estomac dilaté et ptosé jusqu'à l'ombilic. Bon appétit.

Voix un peu sourde.

8e *Insufflation* le 3 avril. (T. 37°1, 37°2, 37°7. Expectoration 20 cc.). 250 cc. en pression négative.

La température, de 37°7, tombe à 37°3 le lendemain et revient à la normale au bout de 4 à 5 jours. L'expectoration est réduite à 12 cc.

9e *Insufflation*, le 25 avril ; 750 cc. pr I — 13, p. II — 2. La ponction ne réussit pas dans le 8e espace intercostal postérieur, ni dans la partie basse de l'hémithorax antérieur ; l'aiguille rencontre de fortes adhérences en lacis. Elle donne accès dans le sac pleural lorsque la ponction est pratiquée dans le 2e espace intercostal antérieur. Le cœur et le médiastin sont refoulés à droite ; la pression systolique maxima se sent au niveau de l'appendice xyphoïde.

A l'auscultation du 30 avril, sonorité à peu près normale des deux côtés sans tympanisme évident. Respiration abolie à gauche, sans résonnance à la toux. Pas de râles ; peut-être un craquement soupçonné au sommet droit.

Aucun signe d'épanchement.

Presque pas de dyspnée d'effort.

La radiographie montre une grosse tache triangulaire, allongée, située contre la colonne vertébrale ; c'est le poumon qui est tassé par le pneumothorax et réduit à un moignon. Le cœur est légèrement dévié à droite. A droite, teinte diffuse.

Le 13 *Mai*, expectoration (8 cc.) muco-purulente ; albuminoréaction positive et peu de bacilles le 15 avril.

10e *Insufflation*, le 15 mai ; 700 cc. pr — 11 initiale ; pression égale, terminale. Au bout de quelques jours l'expectoration tombe à 6, puis à 4 cc. Le malade est assez vigoureux.

Le 21 *Mai*, quelques bruits pleuraux secs à la base droite en avant, à la toux seulement. Le poids a peu varié ; le 29 mars, 63 kil. ; le 30 avril, 63 kil. 600 ; le 21 mai, 62 kil. 900.

Le 31 *Mai*. Respiration abolie en avant à gauche ; très faible au sommet gauche en arrière. Aucun bruit adventice. Sonorité sur toute la hauteur du poumon gauche, sans tympanisme. Pas de souffle. Bruits pleuraux à la base droite ; au sommet en avant, râles très rares, devinés.

11e *Insufflation*. 850 cc. pr. + 2. L'expectoration reste à 4 cc. mais plus muqueuse.

12 *Juin*. Bacilles de Koch assez nombreux dans l'expectoration. Beaucoup de moniliformes et paramoniliformes. Souvent amas de nombreux polynucléaires.

12e *Insufflation*, le 24 juin. 850 cc. pr I — 7, pr II + 2. Température toujours normale. Expectoration 3 cc. Le malade fait de la cure, se promène, s'occupe un peu.

13e *Insufflation* en juillet.

A eu assez souvent des accès de toux, passagers, après les insufflations.

Prend un peu de poids; 11 juin 63 kil. 400; 23 juillet 64 kil. 100; 2 août 64 kilos.

4 *Septembre*. Expectoration un peu augmentée par l'humidité atmosphérique. Est enrhumé. Apyrexie constante.

Petits râles sous-crépitants à la toux sous la clavicule droite. Craquements plus gros au sommet droit en arrière. Crépitements à la base postérieure droite à la toux. L'expectoration paraît provenir presque exclusivement du poumon droit.

14° *Insufflation*, le 14 septembre. 750 cc. pr I — 14, pr II + 2.

Ici, nous enregistrons une *amélioration notable* : pneumothorax complet à gauche. L'infiltration en nappe du sommet droit et de la base droite céderont très probablement au traitement courant; on peut cesser momentanément les insufflations.

L'état général est suffisant; la température, normale. Expectoration très diminuée.

Augmentation de poids, 1 kilogr.

OBSERVATION IV

Forme caséeuse extensive (poumon gauche).

Jeune fille, 22 ans et demi. Institutrice. Entre au Sanatorium le 3 juin 1912. Aucun antécédent personnel.

Père mort de ? Mère morte des suites d'un accident. Quatre sœurs, 3 bien portantes, une atteinte de la tuberculose pulmonaire. Cinq frères, dont un mort, tuberculeux; les autres se portent bien.

Début en décembre 1911 par rhume : toux, « points » à gauche, pas d'expectoration. T. 37°2. Amaigrissement; lassitude, inappétence. Pas d'incidents notables jusqu'en février. Vers le milieu de ce mois, hémoptysie (1/4 de verre), durée 3 jours, T. 38°. Arrive à Leysin le 20 mai. Expectoration jaunâtre. T. 37°8, 38°.

Réglée à 14 ans. Menstrues régulières.

A l'examen, état général suffisant.

A l'auscultation, à gauche, foyers péribronchiques disséminés. Ramollissement prédominant autour du hile dans la profondeur. A droite, respiration discordante et affaiblie en avant; submatité, respiration rude en arrière. Submatité de la base en avant et en arrière.

Pouls régulier, assez ferme, non tachycardique.

Dyspnée d'effort. Souvent enrouée.

Expectoration muco-purulente. Bacilles de Koch, nombreux, moniliformes, courts.

Appétit, bon. Un peu de constipation.

Urines ambrées; albumine et sucre, point.

La malade reste alitée. Ventouses, 2 fois par semaine; expectorants.

La cure et le traitement local ne modifient guère l'état de la malade. Expectore près de 40 cc.

24 *Juillet.* Processus ulcératif du sommet gauche. Fièvre permanente, 38° et au-dessus. Zone trouble au-dessous du foyer ulcératif. On tente le pneumothorax artificiel. Piqûre au lieu d'élection : ligne axillaire postérieure, 8e espace. Recherche de l'espace pleural assez facile. Bonne aspiration initiale, au manomètre, pr — 15. *Insufflation.* 300 cc. d'air filtré; pression terminale, — 6.

Après l'opération, quelques douleurs dans le thorax. Signes peu modifiés. Les bruits du sommet paraissent s'être éloignés.

26 Juillet, 2e *Insufflation;* 400 cc. pr I — 6 pr II — 3.
5 Août, 3e — 700 cc. pr I — 9 pr II — 1.

La température et l'expectoration ne sont pas encore modifiées.

12 Août, 4e *Insufflation;* 650 cc. pr I — 6 pr II =
19 Août, 5e — 820 cc. — 6 + 2

A onze heures du soir, *accès de toux violents* (1/4 d'heure de durée), suivis d'oppression momentanée; *vomissements;* l'hémithorax gauche est voussuré et plus froid à la palpation que le droit.

L'expectoration est à 55 cc. le lendemain; à 40 cc., le 25 août.

27 *Août.* — *Radioscopie.* — Le poumon est en partie tassé contre la colonne vertébrale; *complètement libre d'adhérences.* Le pneumothorax est typique. Il existe un très léger exsudat dans le sinus costodiaphragmatique. Le cœur n'est pas déplacé.

Poids : 10 juillet, 62 kil. 600; 16 août, 63 kilos.

29 *Août,* 6e *Insufflation,* 850 cc. pr — 8 pr + 1.

La température baisse, elle ne dépasse pas 37°5.

Expectoration le lendemain à 34 cc.

La malade va bien. L'état général s'améliore.

9 *Septembre,* 7e *Insufflation;* 600 cc. pr — 7 pr + 4.

Expectoration 28 à 30 cc.

19 *Septembre.* — La température a comme maximum, 37°2, 37°3.

21 *Septembr,e* 8e *Insufflation;* 600 cc. pr — 8 pr + 4.

L'état général s'améliore encore. la malade se lève. Constipation.

Les *résultats immédiats sont bons :* température régularisée et presque normale; bon état généarl, légère augmentation de poids; expectoration diminuée.

Le pronostic est favorable.

OBSERVATION V

Infiltration caséo-fibreuse et bronchite du sommet droit. — Pachypleurite de la base droite. — Infiltration fibreuse (sclérose) du sommet gauche. — Tuberculose intestinale.

Jeune homme, 22 ans; mécanicien-dentiste.

Entre au Sanatorium le 10 février 1912.

Père mort cardiaque. Mère bien portante. Un frère mort d'asthme. Trois frères bien portants.

Enfance robuste. Pleurésie légère, à droite, à 15 ans. En août 1911, menace d'appendicite au service militaire.

Début le 1er décembre 1911. Toux. T : 38°5. Influenza et catarrhe du poumon. En quinze jours, maigrit beaucoup.

A l'examen, bonne musculature, peau pâle. Creux sus et sous-claviculaires assez marqués. A l'auscultation, au sommet droit en arrière, craquements et râles muqueux sourds à la toux.

Respiration libre. Expectoration muco-purulente 10 cc. par jour. Bacilles de Koch assez nombreux. Température subfébrile (37°5, 37°6).

Cœur. Pointe dans le 4e espace, deux travers de doigt en dedans de la ligne mamelonnaire. Eclat du 2e bruit surtout marqué à la pulmonaire.

Laryngite catarrhale simple.

Fonctions intestinales normales. Estomac gargouillant, peu ptosé.

Pupilles égales. Pas de glande. Doigts : tendance à l'hippocratisme; cyanose des extrémités.

Ni sucre, ni albumine dans les urines.

18 *Mars*. — Reste fébrile par poussées courtes. Clocher à 39. Tousse dur. Crache une vingtaine de fois (crachats nummulaires). Infiltration probablement assez dense du sommet droit. Repos absolu à la chaise longue. Jusqu'au 6 avril la température est irrégulière; atteint et dépasse 38 malgré l'aspirine, la poudre de Dower, les mouches, la cure en chambre. Le malade garde le lit. Le 6 avril, sérum de Marmoreck qui ne donne pas de résultats (20 lavements de 10 cc. jusqu'au 15 mai). Le 1er mai, expectoration 20 à 30 cc. Injections huile gaïacolée; elbon (1), 4 tablettes par jour, du 16 mai au 8 juin; pas de résultats; la température ne varie pas. Apparition de troubles intestinaux qui deviendront plus fréquents à partir du

(1) Produit à base de cinnamate de soude.

10 juin (diarrhée intermittente, douleur). Le sérum de Marmoreck répété le 13 juin jusqu'au 20 juin ne donne rien. Expectoration 10 à 15 cc. le 13 juin.

Tentative de pneumothorax artificiel.

Le 20 *Juin*, avant l'opération, à l'auscultation : respiration très trouble et retardante obscure jusqu'au mamelon. A la toux, gros râles humides sourds ne dépassant pas le mamelon (à droite en avant) ; à droite, en arrière, léger tympanisme, respiration indéterminée, rugueuse très trouble. Au sommet gauche, respiration assez trouble ; pas de bruits adventices.

Ponction dans la ligne axillaire postérieure, 8ᵉ espace. Injection de 350 cc. d'air filtré pr I — 9, pr II — 8. Après l'opération, léger souffle, tympanisme.

2ᵉ *Insufflation*, le 22 juin 400 cc. par I — 6, pr II — 1. Les jours suivants T : 37°6, 37°5. Expectoration 15 cc.

Puis la température revient à 38°.

3ᵉ *Insufflation*, le 28 juin. 400 cc. pr. I — 6 pr II — 1. Les troubles intestinaux persistent. On emploie, dermatol, extrait d'opium, puis salol, lactobacilline, ichtyol (en badigeonnages sur la paroi abdominale) et on met le malade au régime blanc.

4ᵉ *Insufflation*, le 7 juillet, 500 cc. pr I — 3, pr II + 2.

17 *Juillet*. Radioscopie. Le poumon est comprimé en partie. Adhérence inférieure. Deux zones claires, une, sus-claviculaire, l'autre, du côté du médiastin, s'étendant de la 5ᵉ à la 7ᵉ et 8ᵉ côtes.

5ᵉ *Insufflation*, le 20 juillet. 750 cc. pr I — 6 pr II + 3.

La température, cette fois, ne dépasse pas 37°5 ; descend jusqu'à 37°2.

6ᵉ *Insufflation*, le 27 juillet. 300 cc. pr I =, pr II + 4 ou 5.

La température était à 38°2 le soir. Chute les jours suivants à 37°1, 37°3. Les 3, 4, 5 août, la température remonte jusqu'à 37°8.

7ᵉ *Insufflation*, le 5 août. 620 cc. pr I — 5, pr II + 5. Rechute de la température à 37°3 et quelques jours après à 37.

8ᵉ *Insufflation*, le 12 août. 750 cc. pr I — 6, pr II + 5. L'*intestin semble s'être régularisé*.

9ᵉ *Insufflation*, le 19 août. 800 cc. pr — 5, pr II + 5. La température, à la suite de l'insufflation, monte et se maintient à 38° pendant quelques jours, puis retombe d'elle-même. A présenté dans la nuit les mêmes troubles que la malade de l'Observation IV, (accès de toux violents, oppression, vomissements, hémithorax droit voussuré, plus froid à la palpation que le gauche). La fin août, la température est normale.

10° *Insufflation*, le 6 septembre, 550 cc. pr I — 7, pr II + 3.

Le malade s'enrhume. T. = 38°9 le 14 septembre; descend ensuite et est à 37°2 le 20.

11e *Insufflation*, le 21 septembre. 870 cc. pr — 10, pr + 10.

Expectoration 8 cc. T. = 37°5, 37°4.

Résultats bons. Influence favorable manifeste du pneumothorax sur la tempéarutre, l'état général (poids augmenté), l'expectoration. Pas d'influence défavorable du pneumothorax sur les lésions intestinales; au contraire, peut-être a-t-il contribué à les régulariser.

OBSERVATION VI

Forme fibro-caséeuse excavée et extensive (poumon gauche). — Foyers sous-pleuraux à droite. — Tuberculose intestinale.

Jeune homme, 22 ans. Employé de banque. Entre le 18 mai 1912.

Pleurésie séreuse droite il y a un an.

Malade depuis août 1911. Tousse beaucoup. Expectoration 25 cc. par jour. T. = 38°. Pas d'hémoptisie. Arrivé à Leysin le 5 mars avec des signes d'infiltration et de catarrhe très étendus à gauche et une caverne au sommet gauche manifeste. Aujourd'hui signes de régression. Etat local très amélioré; base à peu très libre. Foyers sous-pleuraux discrets à la base droite et au sommet droit surtout en arrière.

Etat général suffisant. Grand, maigre, blond. Appétit bon.

Abdomen. Parfois diarrhée. Cœcum un peu douloureux et empâté.

20 *Juin*. Au bout de deux mois, état aggravé. Auscultation, à gauche, en avant, submatité jusqu'au mamelon avec, au sommet, résonnance cavitaire lointaine, râles gros humides et plus bas, râles moyens et fins peu nombreux (jusqu'au mamelon). En arrière, râles moyens au sommet, avec inspiration rude, expiration prolongée; râles muqueux à la partie moyenne, avec respiration rude; respiration assez vésiculaire à la base. A droite, au sommet, respiration trouble, doux craquements en avant, rugosités vagues en arrière.

Tentative de pneumothorax artificiel.

1re *Insufflation*, le 20 juin. Ponction, ligne axillaire postérieure, 8e espace. 370 cc. pr — 15, pr — 9.

2e *Insufflation*, 22 juin, 400 cc. pr — 9, pr — 7.

3e *Insufflation*, 29 juin, 500 cc. pr — 12, pr — 6.

4e *Insufflation*, 7 juillet 400 cc. pr — 7, pr — 6.

17 *Juillet*. Tout récemment légère poussée à la base droite qui paraît éteinte aujourd'hui ; quelques crépitements et flottements pleuraux. Les troubles intestinaux persistent. Régime blanc. Badigeonnages d'ichthyol.

Radioscopie. Adhérences multiples. Quelques espaces clairs, disséminés. Pneumothorax incomplet.

Pachypleurite de la base gauche ; au cours des ponctions, sensation de traverser avec l'aiguille, une zone très épaissie.

24 *Juillet*. Bruits peut-être transmis au sommet droit en arrière ; gros grincements humides à la base en avant. Signes redevenus semblables à ceux qui existaient avant le pneumothorax, au sommet gauche. Respiration moins nettement perceptible à la base gauche.

5e *Insufflation*. 500 cc. pr — 13, pr — 8.

28 *Juillet*, crachats rouges.

6e *Insufflation*, 2 août. 900 cc. pr — 12, pr — 7.

7e *Insufflation*, 12 août. 900 cc. pr — 11, pr — 6.

8e *Insufflation*, 20 août, 700 cc. pr — 9, pr — 4 — 1.

(Pression — 4 — 1, autrement dit, — 4 à l'inspiration, — 1 à l'expiration).

La température qui oscillait autour de 38°, tombe manifestement et ne dépasse pas 37°6.

9e *Insufflation*, 30 août, 750 cc. pr — 8, pr — 2 + 1.

10e *Insufflation*, 7 septembre 900 cc. pr. — 8, pr. =
T. = 37°2, 37°3, maximum, 37°5.
Expectoration diminuée notablement (10 cc.).

Intestin régulier. Deux selles normales par jour depuis le 22 août.

11e *Insufflation*, 19 septembre. 800 cc. pr. — 10, pr. =

21 *Septembre*. *Plus de bacilles* dans *l'expectoration*.
Résultats bons.
Influence favorable sur la température et très bonne sur l'expectoration, Influence également favorable sur les lésions intestinales, comme dans l'Obs. V.

OBSERVATION VII

Infiltration post-hémoptoïque pénétrante de la base gauche. — Forme fibro-caséeuse et bronchitique (somme gauche). — Infiltration dense du sommet droit.

Dame, 33 ans, Ouvrière de fabrique.

Entre le 19 janvier 1912.

Parents bien portants. Deux sœurs mortes de la tuberculose. Un frère bien portant.

Deux enfants, dont une fillette morte à 9 ans de méningite.

Début en mai 1911. Fin novembre, légères hémoptysies une seule fois. T. = 37°5 maximum. Léger amaigrissement, voix enrouée depuis novembre.

A l'examen, état général bon. Poids, 59 kil. 500. A l'auscultation, infiltration fibreuse dense des deux sommets. Poussée fibro-caséeuse et bronchitique récente du sommet gauche. Souffle médian de compression par un goître. Il existait à l'arrivée à Leysin, il y a une quinzaine de jours, des râles humides nombreux disséminés à gauche prédominant dans la région sous-claviculaire.

Cœur. Pointe 5e espace. Eclat du 2e temps à la pulmonaire.

Abdomen. Flasque. Estomac gargouillant et ptosé.

Fonctions intestinales normales.

Expectoration (crachats nummulaires) à bacilles de Koch assez nombreux.

14 *Juin.* Bruits surtout bronchiques, très peu marqués. Presque aucun craquement pulmonaire. Etat général beaucoup meilleur. Bonne mine. Sirop Famel.

Expectoration à bacilles Koch assez nombreux, crachats nummulaires. — Jusqu'au 25 juin, va bien, augmente de poids, le 14 juin, 64 kil. 700 ; le 25, 67 kil. 200.

17 *Juillet.* Vient d'avoir une hémoptysie menstruelle. T. = 40°, durée, plusieurs jours. Va beaucoup mieux. Température normale. Huile camphrée.

24 *Juillet.* Expectore 12 à 13 cc. par jour. Sommet droit en arrière un peu trouble, mêmes signes au sommet gauche. Infiltration récente post-hémoptoïque, pénétrante de la base gauche. Vu la gravité de cette dernière lésion, tentative de pneumothorax.

Ponction dans 7e espace, ligne axillaire postérieure.

L'espace interpleural est assez vite trouvé. Pression initiale — 13 ; pression terminale — 4. La malade supporte très bien l'intervention. Après l'opération, les râles de la base sont à peine perceptibles ; quelques crépitements très discrets et une ou deux sibilances lointaines ; signes éloignés. En avant, respiration trouble, craquements secs.

2e *Insufflation*, le 26 juillet, 500 cc. pr. — 21, pr. — 12 ; pression initiale — 21, alors qu'avant la 1re insufflation, elle n'était que de — 13 : la poche pleurale est plus vaste par suite de la rupture probable de petites adhérences.

3e *Insufflation*, le 2 août, 1.000 cc. pr — 22, pr — 3.
Pouls petit, incomptable. Caféine.

4e *Insufflation*, le 19 août. 700 cc. pr. — 14, pr. — 6 — 2.

27 *août*. Radioscopie. Le poumon est comprimé d'arrière en avant. Adhérences en avant sur la paroi externe.

6 *Septembre*. Expectoration diminuée et surtout nettement plus muqueuse. Forces en progrès. Dyspnée médiocre. Pouls meilleur. Râles subjectifs presque disparus. Poids diminué ; le 27 août, 62 kil. 400 ; le 6 septembre, 61 kil. 400 ; le 17 septembre 60 kil. 800.

21 *Septembre*. Pas de bacilles dans l'expectoration.

L'action du pneumothorax sur l'expectoration est très remarquable : l'expectoration est devenue plus muqueuse et, comme dans l'Observation VI, ne renferme plus de bacille. La lésion de la base, comprimée, est dans de bonnes conditions de cicatrisation. Perte de poids, mais état général assez bien conservé.

OBSERVATION VIII

Foyers broncho-pneumoniques (disséminés, prédominant à la base droite). — Forme fibro-caséeuse et bronchite tuberculeuse (sommet droit).

Jeune fille, 21 ans, sans profession. Entre le 3 avril 1911. Parents bien portants. Cinq frères dont un, mort à 21 ans, de la tuberculose.

A eu la rougeole à 8 ans, coqueluche à 9 ans. Début en avril 1910. Prend froid ; mange peu pour maigrir. Toux, expectoration ; jamais de fièvre. Va bien l'été. Tousse et crache davantage depuis novembre. Pas d'hémoptysie. N'a pas maigri.

A l'entrée, état général excellent ; bon teint, pannicule adipeux, développé. Poids, 64 kil. 600. Respiration normale. Toux peu fréquente. Expectoration : bacilles Koch rares, longs, épais, moniliformes.

A l'auscultation, réduction de la sonorité, respiration un peu rude et quelques craquements à la toux jusqu'à la 3e côte, à droite. Submatité nette jusqu'au milieu de la fosse sus-épineuse droite, à la toux, quelques craquements consonnants; respiration un peu rude.

Pouls. 80. Fonctions intestinales médiocres, constipation et diarrhée par périodes. Appétit bon. Urines limpides; ni sucre, ni albumine.

Réglée à 14 ans. Règles fréquentes, abondantes.

Fait des progrès. Le 11 janvier 1912, l'état général est très bon. Expectoration (4 cc.), sensiblement muqueuse. Poids, le 22 janvier, 71 kil. 200.

1er *Février.* Tousse un peu plus sans expectorer davantage. Râles bronchitiques secs, plus étendus; craquements secs rares dans la base droite.

7 *Mars.* Expectoration à bacilles rares; polynucléaires nombreux.

1er *Avril.* A fait en février une forte grippe avec foyers broncho-pneumoniques disséminés prédominant à la base droite Dès lors les foyers se fixent et n'entrent que très lentement en réparation. Il reste de grosses rugosités dans la base, de la respiration soufflante vers l'aisselle en arrière à droite avec craquements humides, Les signes du sommet sont plus sérieux qu'avant cet accident. On met la malade à différents traitements : sérum Cuguillère (1), (6 injections intra-musculaires), pas de résultats. Aspirine et cryogénine, rien. La courbe dessine de grandes ondulations. Elbon, sans succès. Sérum Marmouck, une série de 12 piqûres sans résultats.

Les derniers jours de mai, la température atteint et dépasse 38°. Diminution de poids marquée; le 1er février, 70 kil. 400, le 9 mai, 64 kil. 600.

Analyse de l'expectoration, le 12 avril : Bacilles Koch assez nombreux. Albuminoréaction positive. Crachats muco-purulents.

Devant cette situation qui dure depuis plusieurs mois, pneumothorax artificiel.

1re *Insufflation,* le 29 mai, pr. — 10 initiale, 300 cc.

2e *Insufflation,* le 1er juin, pr — 9, pr — 1, 430 cc.

La température tombe brusquement, devient subfébrile.

3e *Insufflation,* 10 juin, 300 cc.

4e *Insufflation,* 15 juin, 600 cc.

5e *Insufflation,* le 19 juin, 700 cc. pr. — 14, pr. + 2.

Expectoration beaucoup diminuée; le 27 mai, 49 cc., le 21 juin, 14 cc. Analyse du 25 juin : muco-purulente, vu 2 bacilles.

---

(1) Sérum végétal antituberculeux du Dr Cuguillère (Toulouse). (Ampoules de 6 cc.).

6e *Insufflation*, le 26 juin. 600 cc. pr. — 10, pr. + 1.

7e *Insufflation*, le 7 juillet. 600 cc. pr. — 9, pr. + 2.

La température, régularisée depuis la 1re insufflation, est encore subfébrile.

17 *Juillet.* Radioscopie. Quelques adhérences supérieures ; une adhérence inférieure assez forte. Compression très suffisante.

8e *Insufflation*, le 27 juillet. 850 cc. pr. — 13, pr. + 3.

A partir de ce moment, la température tombe franchement ; ne dépasse pas 37°. Mais *désordres intestinaux* depuis plusieurs semaines, qui persistent malgré la médication habituelle : selles diarrhéiques, douleur dans le trajet des côlons. Amaigrissement ; poids, 25 juin, 62 kil. 300, 31 juillet, 59 kilos.

10e *Insufflation*, le 29 août. 1.000 cc. pr. — 14, pr. + 1. Température normale.

Part en congé pour un mois en Bretagne, le 31 août.

Résultats : Bonne amélioration au point de vue pulmonaire.

Tuberculose intestinale secondaire qui semble avoir des rapports avec le pneumothorax.

Perte de poids, plus de 5 kilos.

Apprenons que chez elle, la température est à 37°8. Mauvais état intestinal.

OBSERVATION IX

Forme fibro-caséeuse commune droite. — (Tuberculose conjugale). Pleuro-pneumonie juxta-scissurale gauche.

Homme, 30 ans. Agent voyer.

Pas d'hérédité tuberculeuse ; père mort accidentellement ; mère bien portante.

Aucun antécédent personnel.

Femme morte de tuberculose, l'été 1911 ; était malade au moment de son mariage (hérédité tuberculeuse paternelle).

Début, mai 1911 ; série de refroidissements : « points », toux, expectoration, fièvre. Maigrit de 8 kilos. Se soigne insuffisamment à la campagne. Ne s'améliore guère. Arrive à Leysin en décembre 1911. Séjourne quelque temps dans une pension, puis à la « Colonie de Travail » (1). Ne présentait à ce moment que des signes discrets

(1) Petit châlet de cure et de travail, fondé pour permettre à ceux qui peuvent reprendre en partie ou totalement leurs occupations de prolonger leur séjour à la montagne.

d'infiltration au sommet droit. Crachats rouillés à deux reprises. Se soigne mal. Pleuropneumonie juxta-scissurale gauche et droite à Noël 1911. La fièvre s'installe et le poumon droit s'infiltre et se ramollit progressivement dans toute son étendue ; la malade garde le repos absolu. Entre au Sanatorium le 19 mars 1912. Bonne apparence mais état général assez faible. Expectoration purulente : 3 crachoirs de poche par jour de crachats nummulaires avec bacilles de Koch assez sombreux, grêles, souvent moniliformes. Dyspnée d'effort. Sommeil suffisant.

A l'auscultation, signes d'infiltration fibro-caséeuse des 3/4 du poumons droit avec excavation volumineuse dans la profondeur sous la clavicule. A gauche, foyer fibro-caséeux en évolution dans le voisinage de la scissure.

Cœur. Pointe déviée à droite, près du sternum. Les 2es bruits, sourds à la base. Légère cyanose périphérique.

Fonctions digestives normales. Langue un peu saburrale ; bon appétit ; voix voilée.

La température est subfébrile. Ne s'améliore pas. On tente l'opération de Forlanini.

1re *Insufflation*, le 3 avril ; 200 cc. pr II — 8 — 1.

Ponction, 8e espace, ligne axillaire postérieure.

2e *Insufflation*, le 6 avril ; 370 cc. pr II — 8 — 1.

L'expectoration et la température ne sont guère influencés.

3e *Insufflation*, 14 avril ; 400 cc. pr II — 6 — 1.

4e *Insufflation*, 25 avril ; 500 cc pr I — 10, pr II — 4 — 1 ½.

5e *Insufflation*, 4 mai ; 820 cc. pr I — 2 — 6, pr II — 3 + ½.

Etat général et appétit bons. A partir de la 6e insufflation, toutes les ponctions sont faites dans le 5e espace sur la ligne axillaire un peu en dehors du mamelon. Insuccès sur la ligne axillaire postérieure, 8e espace.

11 *Mai*. Radioscopie. A droite, caverne, probablement centrale et ombres diffuses (adhérences) ; à gauche, tâche scissurale au niveau du foyer.

Poids peu variable : 23 mars, 60 kil. 3 ; 3 mai, 60 kil. 900 ; 9 mai, 60 kil. 900.

6e *Insufflation*, 16 mai ; 1 litre, pr I — 11, pr II — 1.

20 *Mai*. Presque pas de râles à droite. A gauche, aucun bruit en avant. En arrière, à gauche, à la partie moyenne, vagues râles sourds, peut-être transmis.

Expectoration et température stationnaires. Toux encore très fréquente (héroïne, sirop Famel). Le malade se rend compte que ses expectorations viennent de droite en majorité. A la prochaine insufflation on atteindra une pression positive; la compression est insuffisante car il existe des adhérences dévoilées par la radiographie du 11 mai.

7e *Insufflation*, 23 mai; 1 litre, pr I — 9, pr II + 1.

30 V. *A gauche, pas de râles.* T : 37°4, mais aucun signe fonctionnel ne varie.

8e *Insufflation*, 1er juin; 800 cc. pr — 8 pr + 6.

11 *Juin.* Dort mieux, après la 8e insufflation. Tousse beaucoup moins, expectoration diminuée d'un tiers à peu près. Apyrexie complète (37°2 maximum). Aspect général beaucoup meilleur. 40 à 50 cc. d'expectoration. Sent toujours que ses expectorations viennent de droite en majorité; quelques-unes du foyer scissural gauche.

A l'auscultation, souffle ample dans tout l'hémithorax droit. En arrière, on perçoit de la respiration très trouble avec râles variés sourds, très fins dans la région de l'omoplate et la gouttière scapulo-vertébrale. Tympanisme à la base et en avant. Voussure assez nette sus-claviculaire droite.

17 *Juin.* Le malade a fait quelques promenades.

9e *Insufflation*, 900 cc. pr — 6, pr + 8.

Le lendemain, le malade fait une poussée de son foyer gauche. T : 39°4 qui cède au bout de 5 jours (poudre de Dower); la température revient à 37°2; (mouche de Milan). Expectoration 50 à 55 cc.; température normale pendant quelques jours, puis des premiers jours de juillet au 24, 37°4, 37°5. Toux, surtout la nuit.

A cause de cet accident, la nouvelle insufflation n'est faite que le 15 juillet, en *pression négative.*

10e *Insufflation* 750 cc., pr I — 10, pr II — 5 + 2.

22 *Juillet.* Poumon droit, encore incomplètement rétracté, donnant lieu à des râles gargouillants lointains, en arrière, à des râles humides lointains en avant. A gauche, au sommet, en arrière, respiration dure; foyer scissural en voie d'asséchement; respiration très affaiblie à ce niveau. Craquements pleuraux assez sonores à la toux. Etat général assez bon.

11e *Insufflation*, 24 juillet; pr — 11, pr + 2; 650 cc. Température autour 37°2, 37°3. Expectoration invariable.

Le poids après de légères variations est revenu à ce qu'il était avant le pneumothorax (60 kil. 300 le 22 juillet).

12e *Insufflation*, 1 litre (air filtré), 12 août, pr — 9, pr + 1.

13e *Insufflation*, 700 cc., 20 août, pr — 7, pr + 2 + 4.

2 *Septembre.* A souffert ces derniers temps, de « points » très

douloureux du côté gauche ; l'auscultation était négative ; pas de température. Aujourd'hui, respiration un peu soufflée avec quelques crépitements : poussée insidieuse au niveau de la scissure. Température normale (autour de 37°2, 37°3). A maigri. Quelques crachats rouges.

14° *Insufflation*, 9 septembre ; 700 cc. Azote pr — 7, pr + 3.

En résumé, *résultats suffisants*. Le pneumothorax est incomplet à cause des adhérences (surtout ou peut être exclusivement postérieures) et le traitement est restreint parce qu'il existe des lésions du poumon gauche. Ces lésions du poumon gauche ont en somme été assez bien influencées.

Pas d'épanchement. Température diminuée (37°2, 37°3). Expectoration légèrement diminuée. Assez bon état général ; perte légère de poids.

OBSERVATION X

Forme fibro-caséeuse gauche. — (Laryngite tuberculeuse). — (Adhérences).

Jeune homme, 27 ans. Etudiant en lettres.

Entré le 27 février 1911.

Parents bien portants ; un frère bien portant.

A 17 ans, au lycée, bronchite d'une huitaine de jours, mal soignée. Depuis a toujours toussé un peu. En 1906, spina ventosa de l'annulaire gauche. Début probable en 1908 ; altération de la voix. En juillet 1910, 2 cautérisations laryngées. A Leysin, le 15 octobre 1910.

A l'entrée, auscultation, à gauche en avant (paroi déprimée, submatité), respiration voilée avec craquements humides à la fosse sus-claviculaire ; souffle éloigné amphorique, craquements humides consonnants à la toux, sous la clavicule. En arrière, submatité jusqu'à la base, respiration indistincte avec ronchi sonores nombreux aux fosses sus et sous-épineuses et râles jusqu'à la base.

Sommet droit submat, expiration prolongée. Pouls, 120. Température subfébrile. Etat général médiocre ; maigre, pâle. Appétit médiocre ; a perdu 10 kilos. Poids, 58 kil. 600.

Toux abondante. Expectoration, 20 cc. par jour, à bacilles de Koch assez nombreux, courts, fins et épais, moniliformes. Respiration, 24 à la minute.

Aphone : infiltration de la fausse-corde droite ; épaississement de la gauche. Les cordes n'apparaissent pas. Laryngite tuberculeuse. (Dr de Reynier).

2 *Octobre*. A fait des poussées fébriles. En août, cautérisation du

larynx. Mais depuis le 10 avril, époque à laquelle un mieux est constaté : expectoration un peu diminuée, plus fluide, température meilleure, poids augmenté de 500 gr., la situation pulmonaire est tout à fait stationnaire. Souffle caverneux, sous la clavicule avec gros et nombreux râles. En arrière, respiration rude, voilée, avec râles humides, petits, disséminés peu nombreux.

Le 13 *Octobre*, essai de pneumothorax artificiel ; 300 cc. sont introduits lentement mais facilement.

2e *Insufflation*, le 20 octobre ; 500 cc. sont facilement introduits. Pas de réaction, pas d'essouflement. Le malade se sent très bien.

L'expectoration tombe progressivement de 20 à 15 cc.

3e *Insufflation*, le 31 octobre. Ponction sur la ligne axillaire postérieure (8e ou 9e espace). On *obtient une pression positive* et *de faibles oscillations*. Injection de 100 cc. ; *l'Azote s'échappe par les bronches*.

Le 9 *Novembre*, 4e *Insufflation*, 220 cc. Piqûre sur la ligne axillaire, 5e espace. On introduit avec quelque peine, 200 cc. Oscillations manométriques faibles. Le cœur, palpable au début de l'intervention disparaît derrière une zone tympanique.

Les jours suivants, un peu de gêne respiratoire locale. L'expectoration qui avait augmenté, 25 cc., retombe à 15 cc.

Le 13 *Novembre*. Matité en arrière, tympanisme dans la gouttière au niveau de la 6e et de la 7e côte. En avant, respiration abolie. Quelques râles à timbre très sonore, non métalliques, dans la région précordiale et préaxillaire. Respiration affaiblie au sommet gauche en arrière.

5e *Insufflation*, le 14 novembre, 100 cc. ; ponction, ligne axillaire postérieure.

6e *Insufflation*, le 18 novembre, 400 cc.

Expectoration, 10 cc. par jour.

1er *Décembre*. La dernière tentative a été sans succès. Piqûres en plusieurs endroits en dedans de la pointe de l'omoplate et dans la région sous-axillaire. On ne peut retrouver la poche.

Radioscopie. Opacité dense du poumon gauche ; une zône claire grande comme 2 francs vers la base, extérieurement.

4 *Décembre*. Température normale. Respiration uniformément diminuée ou abolie. Rares grincements lointains. Aucune zône tympanique ni soufflante. Cœur à sa place normale.

3 tentatives : piqûres dans la ligne axillaire antérieure, vers la pointe de l'omoplate et, plus haut, en dedans. On obtient vers la pointe de l'omoplate de faibles oscillations, avec secousse plus mar-

quée à la toux ; les oscillations augmentent d'amplitude au fur et à mesure qu'on introduit de l'azote. Elles sont franches à la fin. Il pénètre 400 cc. sous pression. A la fin de l'opération, on constate que l'azote s'est répandu uniformément sur toute la hauteur du dos, dans le tissu cellulaire sous-cutané.

23 *Décembre.* On renonce à continuer le pneumothorax. Silence et matité partout à gauche, vagues râles dans la profondeur au niveau du mamelon. Expectoration 20 cc. Apyrexie constante.

Quitte le Sanatorium le 18 janvier 1912. Etat général bon ; peu dyspnée d'effort. Pachypleurite épaisse. Cavité bien enkystée du sommet. Taux de l'expectoration stationnaire. Tousse peu.

Larynx, voix éteinte en voie de retour.

Résulatts nuls. Il est à se demander si les premières injections étaient bien intrapleurales, après les insuccès multiples qui ont succédé. Adhérences pleurales résistantes. *Pneumothorax impossible.*

OBSERVATION XI

Forme fibro-caséeuse commune droite. — (Atteinte du sommet gauche douteuse).

Jeune fille, 31 ans : lingère.

Entre au Sanatorium le 12 septembre 1911.

Père mort à 71 ans, d'angine de poitrine. Mère morte à 68 ans, asthmatique. Dix frères et sœurs, dont trois morts-nés, deux frères, morts de la tuberculose, un frère et une sœur morts de la méningite, une sœur absente, une sœur atteinte de névrose.

Enfance maladive. Adénite bacillaire non suppurée de la région carotidienne à l'âge de 12 ans.

Début 1er décembre 1910. Soignée d'abord pour grippe. Le 24 juillet, hémoptysie (1 verre et demi) ; fièvre continue, T : 40° en février, mars et avril.

A l'examen, état général mauvais. Pâle, grande ; amaigrissement de 11 kilos ; poids, 43 kil. 800. T : 38°5.

Ramollissement du sommet droit ; au sommet gauche, en arrière, râles humides et souffle.

Toux très abondante. Expectoration 15 cc. par jour ; bacilles de Koch nombreux, longs, fins, moniliformes ; nombreux coques.

Fonctions intestinales bonnes. Vomissements fréquents ; petit appétit. Sommeil mauvais entrecoupé par la toux. Urines, ni sucre, ni albumine. Laryngite. Réglée à 13 ans ½. Règles irréguières.

La malade ne fait aucun progrès. La cryogénine, l'huile goménolée à 10 et 20 pour 100 en injections intramusculaires, ne font rien.

6 *Octobre*. Souffle cavitaire à l'extrême sommet, râles consonnants humides jusqu'à la base en arrière. Respiration saccadée et soufflante sous la clavicule droite.

Le sérum Marmoreck est essayé.

4 *Novembre*. Etat du larynx meilleur; cordes presque réparées, sauf à la partie postérieure. Poids en léger progrès, 44 kil. 700.

A gauche en arrière, quelques bruits humides au sommet, transmis? — *Cœur :* bruits, francs, fermes.

La température reste haute.

On cesse les médications et on tente le pneumothorax.

1re *Insufflation*, le 22 novembre. On introduit sans peine 320 cc. d'azote. (Ponction dans la ligne axillaire postérieure). Crache une cinquantaine de fois dans la nuit qui suit le pneumothorax au lieu de 10 à 15, dans les 24 heures, comme précédemment. Quelques palpitations, pas de malaise sérieux. La température descend le 23 au matin à 36°6, pour la première fois, depuis l'arrivée.

2e *Insufflation*, le 25 novembre; 500 cc. pr + 2.

A été suivi d'emphysème sous-cutané diffus, surtout cervical qui a beaucoup gêné la malade. Température remontée aux chiffres précédents Cryogénine.

La radioscopie du 1er décembre montre une bulle gazeuze occupant la base. Le poumon est peu comprimé.

3e *Insufflation*, 2 décembre, 700 cc. pr =

4e » 12 décembre, 800 cc. pr + 2.

5e » 29 décembre, 600 cc. pr =

La température atteint et dépasse quelquefois 39°.

On cesse les Insufflations.

Le 27 décembre, poids, 43 k'l. 800.

5 *Janvier* 1912. Reste fébrile. Tousse et crache beaucoup. Râles bronchiques et crépitements superficiels très fins sous la clavicule gauche.

14 *Février*. Le foyer sous-claviculaire paraît s'être aggravé et excavé pendant le mois de janvier. Rémission marquée des signes depuis le début de février. Fièvre moins élevée. Etat général meilleur. Le larynx est en assez bon état; les cordes encore un peu rosées, non ulcérées.

1er *Avril*. En progrès lent. La fièvre reste moins élevée. La toux et l'expectoration demeurent stationnaires. A fait de petites promenades entre 11 heures et midi, ces derniers jours.

Après ces quelques semaines de mieux, la température revient et demeure à son taux habituel, malgré la cure, la cryogénine. Quitte le sanatorium le 12 juin 1912. Est dirigée sur une clinique de la plaine.

Les derniers jours, huile camphrée, puis digitale (cœur insuffisant). Poids, 42 kil. 800.

Auscultation : foyer encore en activité à la base droite, sommet droit presque sclérosé ; lésions peu actives du sommet gauche.

Au début, état général mauvais et lésions en activité. Aucune influence favorable du pneumothorax artificiel (pneumothorax incomplet, à cause d'adhérences). Eclosion d'un nouveau foyer à gauche, très probablement due au pneumothorax. Sclérose ultérieure du sommet droit.

Perte de poids, 1 kilo.

(Lire les remarques de l'Observation suivante, XII, au sujet de l'éclosion du foyer, à gauche).

OBSERVATION XII

Forme fibro-caséeuse (caverne au sommet gauche). — Légère atteinte du sommet droit.

Mlle D..., née le 31 octobre 1875. Institutrice. Entre au Sanatorium le 5 août 1911.

Mère morte d'une maladie de cœur ; 2 sœurs, un frère morts tous petits, une sœur cardiaque.

Rougeole, diphtérie, souvent des angines. A vécu un certain temps dans un hôpital peu sain.

Début en décembre 1908. Légère lésion du sommet droit. Premier séjour au sanatorium. Est bien pendant un an et demi après son départ. Deuxième séjour ; à son entrée, état général très mauvais. Expectoration (40 cc.) muco-purulente, à bacilles de Koch nombreux, en amas. Nombreux coques divers. Dyspnée (R. = 24).

A l'auscultation, à droite, en avant, au sommet, inspiration rude, expiration prolongée et rude ; en arrière, au sommet, foyer de râles assez serrés ; expiration rude et prolongée. A gauche, au sommet, en avant et en arrière, râles humides et ronchi peu nombreux disséminés.

Température élevée (jusqu'à 39°8). Pouls, 132, petit, régulier. Voix un peu voilée. Appétit nul. Bien réglée.

Maigrit, température toujours haute.

8 *Novembre*. S'est aggravée.

Caverne, sommet gauche en avant. En arrière, à droite, bruits humides, consonnants, lointains (peut-être transmis) ; respiration affaiblie, submatité ; en avant, respiration pure sous la clavicule, indéterminée au-dessus de la clavicule.

Pneumothorax artificiel, le 22 novembre. Il existe à l'extrême base un faible épanchement séro-fibrineux assez louche (4 à 5 gr.) qui empêche la pénétration de l'azote au début. La piqûre renouvelée, en-dedans de la pointe de l'omoplate permet l'introduction très facile, en pression négative, de 320 cc. d'azote.

Le lendemain, température moins élevée. Expectoration augmentée. Aucun malaise.

2e *Insufflation*, le 25 novembre, 600 cc. pr. + 1.

Température au-dessous de 38°.

3e *Insufflation*, le 29 novembre, 400 cc. pr. + 2.

La température remonte. Aucun nouveau signe d'auscultation, mais la malade se plaint d'un point de côté droit.

Radioscopie du 1er décembre : poumon paraissant tassé en lame, obliquement.

4e *Insufflation*, le 8 décembre, pr. + 1 + 6.

T. = 39 . Cessation des insufflations.

Evolution d'un gros foyer excavé au sommet droit.

22 *Mars*. Depuis plusieurs semaines décline régulièrement. Avant-hier, forte crise de palpitations le soir. Hier soir, mêmes phénomènes, pâleur et légère cyanose. Meurt dans la nuit par suffocation progressive (myocardite terminale).

Autopsie. — Le plastron sternocostal étant soulevé, on constate qu'une lame précordiale pulmonaire dépendant du lobe supérieur gauche est adhérente à l'aponévrose supérieure du plastron. En détruisant les adhérences, on aperçoit une grosse caverne anfractueuse occupant la partie supérieure du lobe supérieur gauche. Il est très difficile de décoller la partie supérieure du poumon gauche fixée à la paroi par des adhérences pleurales très solides. Il n'existe plus trace du pneumothorax.

Le cœur est en position normale, petit, les ventricules non sensiblement dilatés ; la cavité auriculaire gauche est notablement dilatée et occupée par un gros caillot. Sauf cette particularité, le cœur est normal. La valve interne de la mitrale présente sur son bord libre une légère sclérose épaissie ; les valvules sigmoïdes sont normales, le myocarde de qualité suffisante.

En arrachant le poumon gauche on trouve la bronche gauche entourée d'un volumineux magma de ganglions hypertrophiés, dont quelques-uns sclérosés. Sortant du paquet ganglionnaire, on aperçoit le tronc du pneumogastrique gauche.

Le poumon droit est libre d'adhérences dans ses 3/4 supérieurs ; l'extrème sommet est retenu par des adhérences en lames épaisses. La bronche droite donne issue à un liquide spumeux et purulent et est entourée comme la bronche gauche, d'un volumineux paquet ganglionnaire tuberculeux. Tout le lobe supérieur est induré et présente une teinte généralement ardoisée. La scissure interlobaire supérieure présente des adhérences légères. La partie interne du sommet immédiatement adjacente à la colonne vertébrale est occupée par une caverne de la grosseur d'une mandarine, encore à l'état de sécrétion, partiellement ulcéreuse et cependant partiellement limitée par une membrane assez épaisse. Tout le reste du lobe supérieur est occupé par un tissu scléreux assez résistant et parsemé par de rares tubercules péribronchiques dont quelques-uns nettement enkystés.

Le lobe inférieur est assez vivement congestionné et, à la coupe, laisse échapper un liquide spumeux ; on y trouve disséminés quelques granulations. Le lobe moyen présente des caractères analogues, mais est cependant plus infiltré.

La thyroïde pèse 60 grammes.

La poussée aggravante du poumon droit, qui a précipité la fin, peut bien être attribuée aux insufflations intra-pleurales d'azote.

Remarques. — Nous avons vu que Braüer et Murphy injectent jusqu'à 1.000 cc. et 1.800 cc. de gaz au cours de la première insufflation. Forlanini conseille, au contraire, les petites doses en pression négative, au début du traitement. Au cours des injections ultérieures, il est bon de n'atteindre que prudemment la pression positive (voir Technique, chapitre II). Peut-être la pression positive — atteinte dès la 2e insufflation dont le volume a été de 600 cc. — a-t-elle été la cause de l'aggravation du foyer à droite. On remarquera que les malades des Observations I et XVIII, traités de la même façon, n'ont pas présenté cet accident.

OBSERVATION XIII

Forme fibro-caséeuse unilatérale (poumon droit).

Dame de 31 ans, sans profession. Parents bien portants ? Huit frères et sœurs bien portants. Mari et six enfants en bonne santé.

Diphtérie à 10 ans. Toujours robuste. A nourri au sein tous ses enfants ; le dernier à 6 mois. Entre au sanatorium le 2 août 1911.

Début présumé en mars 1910, par toux pendant la dernière grossesse. Grosses fatigues et ennuis. Lésion pulmonaire constatée il y a 5 mois, en février, avec amaigrissement de plusieurs kilogrammes et fièvre légère (antérieure à cette date). En avril, T. = 40° ; depuis, fièvre persistante. Amaigrissement jusqu'à aujourd'hui de 16 kilogr.

L'état général est mauvais, à l'entrée. Poids, 52 kil. 900. Expectoration muco-purulente à bacilles de Koch assez nombreux, longs, courts, homogènes et coques divers associés. Toux par accès. T : 39° et plus. Respiration : 40, superficielle. Sommeil médiocre.

A l'auscultation, signes de ramollissement — avec ébauche d'excavation au sommet — de la moitié du lobe supérieur droit.

Pouls rapide (114), régulier. Fonctions intestinales bonnes. Voix normale. En général, bien réglée.

La cure, la cryogénine, la médication locale, les injections d'huile goménolée (10 p. 100) n'améliorent guère l'état de la malade. A partir du 17 octobre, sérum Cuguillère, qui remplace l'huile goménolée, pendant quelques jours, puis ypramidon, la température ne cède pas. Le 28 octobre, à l'auscultation, souffle tubaire dense avec râles humides à la toux limité exactement au lobe supérieur en arrière. Pas de signes d'extension vers le lobe inférieur. En avant, foyers fibro-caséeux disséminés, humides notamment un assez profond en dehors du mamelon, et plus haut que lui. L'état général et le cœur paraissent se maintenir assez bons. A partir du 5 novembre, sérum Marmoreck en lavements. Etat invariable. Pouls, 136. Poids en diminution graduelle après une augmentation passagère (le 11 septembre, 54 kilos ; le 21 octobre, 53 kil. 200 ; le 4 novembre, 52 kil. 600).

Tentative de pneumothorax artificiel, le 15 novembre. Introduction assez facile de 300 cc. pr + 3. Piqûre dans la ligne axillaire postérieure. Le lendemain, un peu d'emphysème sous-cutané à la base du cou, à droite et à gauche.

2° *Insufflation*, le 18 novembre ; 400 cc. d'azote, sous pression. Température atteint encore, 39°.

Deux jours après la 2° insufflation, troubles digestifs (diarrhée) ; une seule fois auparavant du 26 au 30 septembre 1911, la malade a eu de la diarrhée qui a cédé au régime et à la médication. Cette fois la diarrhée persistera jusqu'au départ.

3° *Insufflation*, le 22 novembre ; 750 cc. air stérilisé très aisément introduits, mais il ne se produit aucune modification subjective et aucun changement des signes locaux à l'auscultation, à la suite de l'opération.

4e *Insufflation*, le 25 novembre ; 500 cc. pr + 5.

Résultat immtdiat plus certain. Le matin suivant action sur l'expectoration qui est plus abondante. Signes locaux très peu modifiés au poumon ; moins de bruits humides au sommet ; murmure légèrement affaibli à la base droite.

5e *Insufflation*, le 2 décembre, 200 cc.

6e *Insufflation*, le 8 décembre, 550 cc. pr + 5.

Température toujours haute. On cesse les insufflations.

20 *Décembre*. *Examen des selles : bacilles de Koch* assez nombreux.

La malade quitte le Sanatorium le 28 décembre 1911. Etat général mauvais. Poids, 50 kil. 500.

Foyers broncho-pneumoniques disséminés à droite ; cavernes en formation au sommet et à la base. Infiltration dense du sommet gauche. Phénomènes de pleurite disséminés.

Entérite bacillaire. Meurt chez elle, peu de jours après son arrivée.

Résultats nuls. L'entérite survenant après la 2e insufflation — la première a été probablement sous-cutanée — n'a pas, croyons-nous de rapport avec le pneumothorax ; évolution fatale, plutôt, de la maladie. Il serait difficile de dire si le pneumothorax a joué un rôle dans l'apparition de la lésion du sommet gauche.

OBSERVATION XIV

Forme commune ancienne excavée (poumon droit). — Pyélite et cystite tuberculeuses.

Homme, 46 ans, marié. Ingénieur minier. Entre au Sanatorium, le 31 juillet 1911.

Mère morte de la tuberculose intestinale. Deux tantes et un oncle décédés de la tuberculose pulmonaire. Deux frères en bonne santé. Femme bien portante. Trois enfants un peu chétifs.

S'est beaucoup surmené. Facilement, bronchite. Pneumonie à 12 et à 19 ans.

Début en 1905 de l'évolution actuelle mais malade depuis 1892, semble-t-il, puisque a craché du sang à cette époque (travaillait dans des mines de cuivre). De 1895 à 1900 en Sardaigne, fièvres paludéennes chaque été avec hémoptysies légères. Fait un séjour à Leysin en 1905. Rechute en 1909, hémoptysies, 52 jours de durée. T : 38°. Perd 15 kilos, voix couverte. Séjourne au Sanatorium populaire (1909-10), pendant près de 13 mois (forme fibro-caséeuse à caverne localisée). En sort très amélioré. Se remet au travail chez lui ;

hémoptysies fréquentes. Revient à Leysin le 1er mars. A maigri de 14 kilos. Fièvre continue depuis janvier.

A l'examen, grand, maigre, pâle. Poids, 56 kil. 400. R : 24.

A l'auscultation, au sommet droit, signes de caverne en avant, de ramollissement, plus étendu en hauteur en arrière. Petits râles jusqu'à la base antérieure ; respiration très rude, expiration prolongée à la base postérieure.

A gauche, au sommet, inspiration rude, expiration prolongée et soufflée, en avant, souffle assez fort en arrière.

La température est subfébrile (37 à 38).

Pouls, 108. Appétit mauvais. Sommeil médiocre. Pyélite et cystite tuberculeuses.

Ne fait pas de progrès. Les urines en septembre contiennent des bacilles de Koch.

En septembre, tentatives de pneumothorax.

Insuccès, à cause des adhérences : impossible de trouver l'espace après une dizaine de piqûres dans les lignes axillaires antérieure et postérieure.

11 *Novembre*. Hémoptysie assez abondante. Température, depuis quelques jours déjà, dépasse 38°. L'état du malade s'aggrave. Poids, le 20 septembre, 57 kil. 200 ; le 28 novembre, 53 kilos.

Urines. Le 27 janvier, dépôt 10 cc. pus par 24 heures.

Paquets de bacilles rares ; le 27 février, fort dépôt.

Examen microscopique du dépôt : nombreux polynucléaires.

Le 3 avril 1912, nouvelles tentatives de pneumothorax. La ponction faite sous le mamelon droit dans le 5e espace découvre un espace libre.

1re *Insufflation*, 200 cc. pr =

2e » 300 cc., le 6 avril, pr — 1 — 7 ; l'espace libre paraît être assez important. Toutes les ponctions sont faites dans la même région. Aucune action constatée ni sur l'expectoration, ni sur la température, ni sur l'état général. Il y a certainement de fortes adhérences qui maintiennent les parois de la caverne distantes, de sorte que celle-ci n'est guère comprimée par le gaz insufflé. Dyspnée. Il faudrait atteindre de fortes pressions que le malade ne peut pas supporter et qui sont illusoires, les lésions étant très anciennes (voir Observation XIX : procès-verbal autopsie). On risquerait de provoquer une rupture de la caverne (accident signalé par Forlanini). On essaye les petites pressions positives, élevées.

3e *Insufflation*, le 17 avril ; 400 cc. pr — 1 $\frac{1}{2}$.

4e « le 25 avril ; 500 cc. pr — 11, pr + 1.

Action sur l'expectoration qui est notablement augmentée ; signes d'auscultation peu variés.

5e *Insufflation*, le 2 mai ; 480 cc. pr — 8 pr + 6.

Nouvelle action sur l'expectoration manifeste, mais revient à son volume primitif.

6e *Insufflation*, le 16 mai ; 850 cc. pr — 4, pr + 6.

7e « le 23 mai ; 400 cc. pr — 4, pr + 7.

8e « le 1er juin ; 600 cc. pr — 7, pr + 3, pr + 9 ou 10.

9e « le 17 juin ; 250 cc. pr — 5, pr + 4.

A part l'action momentanée sur l'expectoration en avril et mai, rien n'a changé dans l'état du malade. Le poumon gauche est resté toujours relativement sain.

La fin juin, le malade décline rapidement ; amaigrissement, cyanose, dyspnée. A présenté pendant plusieurs mois des signes de toxémie urinaire : haleine caractéristique, diarrhée, dyspepsie. Meurt le 2 juillet après une légère hémoptysie. Pas d'autopsie.

Résultats nuls. Caverne ancienne du sommet droit très adhérente à la paroi.

OBSERVATION XV

Forme commune excavée au sommet (poumon droit)

Jeune homme, 22 ans. Agriculteur. Début en janvier 1911. A l'entrée, 9 juin 1911, fébrile, teint pâle, faible. Atteinte des lobes supérieur et moyen. En décembre, toujours fébrile ; évolution rugulièrement aggravante depuis plusieurs mois. Alitement continu.

Tentatives répétées de pneumothorax artificiel. Insuccès au début (ponction ligne axillaire postérieure, partie inférieure). Introduction à plusieurs reprises de l'azote en ponctionnant dans la région thoracique antérieure dans le voisinage du mamelon droit.

1re *Insufflation*, 300 cc. pr = , le 23 novembre.

2e « 200 cc. pr + 6, le 27 novembre.

3e « 750 cc. pr = , le 5 décembre.

4e « 740 cc. pr = , le 11 décembre.

5e « 450 cc. pr + 2, le 20 décembre.

La première fois, injection dans un épanchement séreux en nappe. Pas d'amélioration manifeste à la suite de ces interventions ; fortes adhérences dans la moitié supérieure.

21 *Décembre.* Quelques jours de diarrhée ; en a eu avant les insufflations. Examen des selles : gaïac négatif, pas de bacille de Koch. Part le 25 janvier 1912, « in extremis ». Meurt quelques jours après chez lui.

Résultats : nuls.

OBSERVATION XVI

Forme commune excavée au sommet (poumon gauche). — Légère atteinte du sommet droit.

Jeune fille, 21 ans. Cuisinière. Entre le 12 septembre 1911.

Père mort accidentellement ; mère bien portante. Un frère et une sœur bien portants.

Rougeole à un an.

Débtt fin février 1911. A l'examen, état général assez bon, teint un peu pâle. Anémiée. Pas d'essoufflement. Toux grasse assez abondante. Expectoration mucopurulente.

Ramollissement du lobe supérieur gauche. Rien à droite. Excavation du sommet.

Pouls 102, petit, régulier. Appétit variable. Température, généralement, 38°.

S'aggrave. En octobre, râles très humides, crépitements discrets jusqu'à la base en arrière. Sommet droit trouble. En novembre, mauvais état général ; signes de ramollissement beausoup plus étendus. A droite, en arrière, respiration un peu dure, en vant submatité, quelques rares bruits. Meilleur état stomacal.

Pneumothorax artificiel, le 3 décembre ; 250 cc. pr + 2.

La température monte le pour même à 39°5, puis reste haute au-dessus de 38. C'est le seul pneumothorax qu'on ait tenté. Jusqu'au 9 décembre, digitale et huile camphrée ; sort le 9 décembre 1911. Meurt chez elle.

Résultats : négatifs.

OBSERVATION XVII

Forme fibro-caséeuse droite.

Jeune homme, 23 ans. Professeur de langues. Entre le 1er août 1911.

Infiltration dense du lobe supérieur du poumon droit. Température approche de 38. Expectoration (20 cc.) mucopurulente ; nombreux bacilles, courts, épais, homogènes. Pouls, 126. R : 20, dyspnée d'effort.

Appétit bon, sommeil bon. Nerveux, se congestionne très facilement.

En octobre, l'infiltration paraît se réparer en arrière et s'ulcérer en avant, sous la clavicule. Transpirations nocturnes.

Radioscopie, le 3 novembre. Opacité des 2/3 supérieurs du poumon droit. Les derniers espaces à partir de la pointe de l'omoplate paraissent libres. Poumon gauche relativement sain.

Tentative de pneumothorax, le 7 novembre. Aiguille bouchée; veine pulmonaire perforée, ce qui fait apparaître 3 ou 4 crachats sanglants. Le 11 novembre, nouvelle tentative. Ponction dans le 8e espace, ligne axillaire postérieure, sans résultat; la 2e ponction réussit; à 1 cent. ½ de profondeur, espace libre très limité admettant à peine 60 cc. d'azote, qui demeure sous pression de + 8 à 10; un crachat sanglant après l'opération. Le 17 novembre, injection de 100 cc.

1er *Décembre*. Radioscopie. L'air introduit n'est pas visible. La zone basilaire paraît seulement un peu plus claire que normalement. Interruption du traitement.

Après progrès assez marqués que le sérum de Marmoreck paraît avoir donnés (relèvement des forces, diminution des sueurs), évolution aggravante; ramollissement profond du sommet droit; caverne sous la clavicule; infiltration fibro-caséeuse de la base en avant; signes de congestion à la base gauche; foyers disséminés à gauche. L'état général décline rapidement. T : 38 à 39. Sort le 27 décembre 1911. Meurt chez lui en mars 1912.

Résultats : nuls. Réalisation du pneumothorax impossible. Adhérences.

OBSERVATION XVIII

Forme fibro-caséeuse unilatérale excavée (gauche).

Jeune homme, 26 ans. Confiseur. Parents morts de la tuberculose pulmonaire. Une sœur morte de tuberculose. Deux frères et une sœur se portent bien.

Scarlatine, angines dans l'enfance.

Début en juin 1911, par toux, puis affaiblissement, anorexie. Ignore s'il était fébrile. La température dès octobre monte à 38°5. Expectoration abondante. Pas d'hémophysie. Arrive à Leysin le 14 octobre 1911. Pâle, maigre, très fébrile, avec une expectoration purulente abondante. Se soigne dans un châlet. Reste alité, stationnaire dès le 1er novembre.

A l'auscultation, infiltration totale gauche, excavation au sommet. Foyer basilaire inférieur râlant. Obscurité dense en avant sous le tympanisme claviculaire. Au cours des mois d'octobre et novembre, les signes du ramollissement gagnent rapidement vers la base et donnent à la partie inférieure un souffle tubo-creux encombré de râles humides gros.

Etat très grave, pronostic fatal.

1re *Insufflation*, pratiquée au Sanatorium, le 25 novembre 1911. Injection très facile de 400 cc. d'azote. Le lendemain et les jours suivants la température tombe à 37, sauf une fois une petite élévation à 37°7.

2e *Insufflation*, le 29 novembre; 500 cc., sans peine, pr + 6.

Pas de malaise. T : 37°4 à 37°7.

3e *Insufflation*, le 6 décembre; 880 cc. pr + 3.

15 *Décembre*. T : 37°5, 37°8. Se lève tous les jours; plus fort. Mange de meilleur appétit. Pas de transpirations nocturnes. Expectoration 10 cc. environ.

4e *Insufflation*, 700 cc., le 15 décembre, pression =

La radioscopie nous permet de voir le poumon, rétracté en partie, une adhérence le retenant encore, semble-t-il, à la partie inférieure de la cage thoracique.

17 *Janvier* 12. A eu des retours de fièvre, après la 4e insufflation T : 38, quelquefois 39. Crache de nouveau. Poids, 59 kil. 400. Forces en progrès. Moins de cyanose.

5e *Insufflation*, 900 cc.

En février, la fièvre atteint quotidiennement 38. Mais le malade ne crache pas davantage. Etat général assez bon. Paraît avoir eu un peu de pleurite *sèche* de la base gauche expliquant le retour de la fièvre (douleurs persistantes).

Entre au Sanatorium le 17 février 1912.

Poids, 57 kil. 200. A perdu 10 kilos depuis le début. Légère dyspnée d'effort. Fonctions intestinales normales. Doigts hippocratiques. Pas de cyanose marquée.

Le pneumothorax artificiel est presque complet.

En arrière, à droite, respiration un peu trouble.

Le cœur en position médiane; la détermination exacte de la pointe est difficile.

Pouls assez ferme, régulier. Eclat du 2e temps.

6e *Insufflation*, le 17 février. Au début de l'opération, pression négative de — 18. La colonne d'air atmosphérique est aspirée au-dessus du niveau d'égalité, par la pression négative intrathoracique, de 150 cc. A la fin de l'opération ; 400 cc. pr — 12. T : 37°6, 37°8.

7e *Insufflation*, le 19 février, petites doses de gaz pr — 7.

8e « le 23 février, petites doses de gaz pr + ½.

9e « le 28 février, 400 cc. pr + 1.

10 cc. d'expectoration les jours suivants. Le malade va assez bien ; la température est subfébrile, mais il ne souffre nullement.

10e *Insufflation*, le 6 mars ; 300 cc. pr + 4.

Nous avons à cette occasion, prêté notre assistance, comme nous l'avons fait chaque fois que nous n'avons pas opéré nous-même.

Dans la nuit, le malade nous fait demander parce qu'il respire difficilement. Durant trois jours, souffre de dyspnée vive, progressive et de violentes douleurs thoraciques. Suffocation. Meurt en cyanose le 10 mars.

Procès-verbal de l'autopsie

Après décollement de la peau, on aperçoit les espaces intercostaux gauches saillants et soumis à une forte tension. A la perforation le gaz s'échappe avec un bruit sifflant et prolongé. Le péritoine pariétal est également saillant et les viscères abdominaux, en particulier l'estomac, fortement distendus. Le plastron sternal est enlevé ; on aperçoit une cavité très vaste occupant la place normale du poumon gauche ; une bride pleurale fine s'étend d'arrière en avant à l'union du tiers supérieur et des 2/3 inférieurs de la cavité, joignant la plèvre viscérale et la plèvre pariétale. Le fond de la cavité pneumothoracique est occupé par environ 200 cc. d'un liquide séro-purulent. Ce liquide enlevé, on aperçoit l'angle dièdre costo-diaphragmo-pulmonaire comblé par de fausses membranes fibrineuses blanches en voie d'organisation et creusées de lacunes remplies de liquide séro-purulent. Ces fausses membranes sont boursoufflées et spongieuses ; elles sont si développées qu'elles atteignent d'avant en arrière la partie médiane de la cavité.

Le poumon gauche est soudé au médiastin. Il affecte la forme d'un boudin d'environ 15 centimètres de long. Sa partie supérieure est ardoisée, en partie indurée et partiellement creusée de cavernules dépressibles. La moitié inférieure est infiltrée et rose. Le sommet séparé du dôme pleural par un intervalle de 2 centimètres environ, lui est fixé par des brides pleurales filiformes et lamelleuses fortement tendues.

Le poumon droit présente à l'examen les particularités suivantes :

la plus grande partie de la surface a l'aspect d'un poumon normal; seule la partie supérieure a une teinte ardoisée suspecte.

Le péricarde occupe une position plus médiane que normalement, la pointe siège à 4 travers de doigt de la ligne médiane. Il existe dans le péricarde un épanchement sérieux peu abondant. Le cœur ne présente pas de déformations notables à l'examen extérieur. Un gros caillot fibrineux sort par la tranche de l'aorte. A l'ouverture du ventricule droit, les valvules sont souples et normales, le myocarde présente une teinte normale et n'est pas notablement aminci. Le ventricule gauche, la valvule mitrale, les valvules sigmoïdes sont normales.

Le poumon gauche est fortement adhérent à l'angle dièdre costovertébral et partiellement au plan costal postérieur. Il n'est arraché qu'au prix d'efforts vigoureux et en rompant des lames d'adhérences solides. Au cours des manœuvres d'arrachement, la partie moyenne du poumon s'affaisse brusquement comme par suite de la rupture d'une caverne? Le poumon enlevé conserve sa forme primitive; la partie postérieure, invisible au premier examen est, comme le sommet, fortement indurée et de coloration ardoisée; toute la base notamment est infiltrée d'une manière massive. Une coupe pratiquée sur la face antérieure démontre l'existence d'une infiltration fibrocaséeuse très dense en voie de transformation fibreuse évidente mais cependant creusée de cavernules suppurantes. Le sommet est occupé tout entier par une grosse caverne de la grosseur d'une forte mandarine, entièrement fibreuse et dont la paroi postérieure est constituée par la plèvre viscérale seule. On note également à la base une caverne de la grosseur d'une forte noix, dont les parois sont également fibreuses et au surplus accolées l'une à l'autre.

Le poumon droit n'est adhérent en aucune de ses parties; le lobe supérieur présente quelques rares tubercules discrets; le poumon reste perméable à l'air; dans sa plus grande partie, le lobe inférieur est sain; le lobe moyen présente également quelques tubercules péribronchiques et sous-pleuraux discrets.

Les viscères abdominaux sont fortement météorisés. L'intestin paraît sain, le cœcum en particulier ne présente aucune trace d'infiltration; l'appendice est fortement relevé derrière le côlon ascendant et fixé par des brides péritonéales.

L'estomac, la rate et le foie sont normaux.

En résumé : Etat au début très grave à pronostic fatal; pneumothorax complet réalisé et amélioration momentanée, suivie de mort accidentelle. Hypothèse d'un pneumothorax à soupape.

OBSERVATION XIX

Forme fibro-caséeuse commune (lobe supérieur gauche).

Jeune homme, 25 ans ½. Typographe. Entre au sanatorium le 21 août 1911.

Malade depuis mai 1911. Après un mieux jusqu'en novembre avec augmentation de poids, (poids le 22 août, 54 kil. 5, le 21 novembre, 58 kil. 9), fait des poussées subfébriles et fébriles. Pneumothorax artificiel tenté à deux reprises. Réalisation impossible; la symphyse pleurale est totale. Le malade meurt le 3 mai 1912 à la suite d'une hémoptysie suivie de cyanose progressive sans tachycardie marquée; plutôt insuffisance de l'hématose combinée à faible dilatation du cœur droit.

Extrait du procès-verbal de l'autopsie (4 mai 1912).

On a énormément de peine à détacher le plastron sternal qui est fortement adhérent au poumon, à la plèvre et au péricarde.

Poumon gauche. La symphyse pleurale est totale. En essayant de décoller le poumon gauche, on trouve la plèvre fortement adhérente à toute la paroi, si bien qu'il est à peu près impossible de détacher le poumon et de rompre les brides qui font adhérer la plèvre viscérale à une plèvre pariétale elle-même extrêmement épaissie. Infiltration ulcéro-fibreuse du sommet; granulie chronique de la base, à prédominance pleuro-corticale manifeste; infiltration hémorragique du lobe inférieur. Aucun point du poumon ne paraît être en voie de caséification active.

Poumon droit. Rares brides adhérentielles disséminées, quelques ganglions péribronchiques peu développés dont quelques-uns crétacés. Le poumon droit présente dans son ensemble un aspect normal. A la palpation du sommet, on sent quelques très discrètes granulations. A la coupe, le lobe supérieur présente un aspect généralement normal, mais un semis discret de granulations grises surtout péribronchiques. Le lobe inférieur en présente également quelques-unes beaucoup plus clairsemées mais une teinte et une consistance de congestion passive.

Cœur. Le péricarde est épaissi notablement. Le ventricule droit occupe une surface égale au double de celle du ventricule gauche. Pas d'insuffisance valvulaire.

Résumé : Non constitution de pneumothorax par impossibilité opératoire : fortes adhérences de la plèvre sur toute sa surface, contrôlées à l'autopsie.

Nous citerons encore deux derniers malades.

OBSERVATION XX

Forme fibro-caséeuse unilatérale droite, cavernulisée, en voie d'extension, dont le début date de 13 mois.

Jeune homme, 28 ans, voyageur de commerce. Essai de pneumothorax artificiel. Deux tentatives sont faites à quelques jours d'intervalle, tentatives qui auraient pu être couronnées de succès (faibles oscillations manométriques). Mais l'énervement du malade est tel qu'il faut interrompre l'opération. On lui fait une série de lavements de sérum de Marmoreck et une série d'applications de mouches de Milan. Amélioration sensible, puis en août-septembre, atteinte de la base.

OBSERVATION XXI

Forme commune du sommet droit en voie d'asséchement, et de la base, récente (Foyer basilaire (octobre 1911) consécutif à une hémoptysie; poussées fébriles).

Jeune homme 21 ans, agriculteur. Après l'accident d'octobre, légère cyanose, pouls dicrote, dépressible. Tentative de pneumothorax en novembre 1911. Oscillations manométriques insignifiantes. Pendant l'opération, le malade tombe en demi-syncope : sommeil invicible, sans pâleur, ni troubles circulatoires évidents. L'opération est interrompue. Le lendemain, céphalée légère. Le pneumothorax est abandonné. Pas d'antécédents héréditaires, ni personnels, nerveux chez ce malade. Meurt chez lui en mars 1912.

Possibilité dans ces deux derniers cas, d'accidents graves opératoires : éclampsie pleurale (voir Technique, chapitre II).

En résumé, les résultats obtenus peuvent être schématisés dans le tableau suivant :

Résultats très bons	2 (1)
Résultats bons	5
Résultats suffisants	5
Résultats nuls	6
Aggravation	2
Tentatives (sans insufflation de gaz)	3
Non classé	1
	21

(1) Le malade de la 1re observation doit être classé pour le moment sous la rubrique suivante.

CONCLUSIONS

I. La technique du pneumothorax artificiel, suivant la méthode de Forlanini, est simple. L'appareil de Forlanini, modifié par von Muralt et Dumarest, son aiguille et sa seringue de sûreté donnent d'excellents résultats. Pour la première ponction, il est prudent, surtout pour ceux qui n'ont pas une pratique suffisante de la méthode, d'employer l'instrument perforateur de P. Courmont ; on évitera ainsi *sûrement*, de blesser le poumon.

II. La radioscopie rend de grands services au cours des réinsufflations d'azote. Elle permet de se rendre compte surtout du déplacement du médiastin qui irait comprimer le poumon opposé, et de guider ainsi l'opérateur dans le traitement.

III. Les accidents signalés jusqu'à aujourd'hui — sauf l'éclampsie pleurale, l'empyème aigü septique de la grande cavité et le pneumothorax à soupape secondaire, qui sont des raretés— sont évitables.

IV. Les indication du pneumothorax artificiel sont : les tuberculoses caséeuses unilatérales évolutives, à pronostic grave, ulcéreuses ou hémoptoïques, même avec une légère atteinte du poumon opposé ; les broncho-pneumonies caséeuses aiguës ; les hémoptysies graves, rebelles ; les cas de ramolissement extensif, malgré les traitements habituels, à pronostic mauvais, surtout à localisations basilaires.

Les contre-indications sont : les lésions bilatérales, quand le deuxième poumon est au moins infiltré ; la symphyse pleurale totale ; la tuberculose intestinale avancée ; [théoriquement, les maladies du cœur et des vaisseaux ; la splanchnoptose ; l'emphysème essentiel ; la tuberculose laryngée (peu contre-indiquée)].

V. Le pneumothorax artificiel est bien supporté. Prudemment, il doit entrer dans la pratique courante. Jusqu'aujourd'hui les résultats cliniques lui sont favorables.

L'avenir, qui nous fera connaître les résultats éloignés, nous dira s'il faut encore étendre ses indications ou s'il faut le maintenir dans les limites que nous lui avons tracées.

BIBLIOGRAPHIE

Baer (A.) et Kraus (H.). — Beandlung der Lungentuberkulose mit künstlichem Pneumothorax. — *Wiener klin Wochenschr*, n° 15, 1910.

Balvay et Arcelin. — Embolie gazeuse au cours d'un pneumothorax artificiel, — *Lyon médical*, 1911, 2e semestre, p. 631.

Évolution d'un pneumothorax artificiel type normal. — *Lyon médical*, 21 janvier 1912.

Bayle. — Sur la technique du pneumothorax artificiel. — *Province médicale*, 20 janvier 1912.

Bernard. — Le pneumothorax artificiel, 1912.

Billon et Eiglier. — Réflexions sur nos 100 premières injections de pneumothorax artificiel dans la tuberculose pulmonaire. — Notes dans *Presse médicale*, 12 juin 1912 ; *Marseille médical*, t. xlix, n° 8, 15 avril 1912, p. 249-276.

Boinet. — Dangers du pneumothorax artificiel.

Association française pour l'avancement des sciences. Nimes, août 1912.

Brauer. — Der therapeutische Pneumothorax. — *Deutsche medizinische Wochenschrift*, 26 avril 1906.

XXVe Congrès allemand de médecine interne, Vienne, avril 1908.

Brauer et Spengler. — Technick des künstlichen Pneumothorax *Beitrage zur Klinick der Tuberculose*, Bd. 14, 1910.

Brauns. — Traitement de la tuberculose pulmonaire par le pneumothorax artificiel.

Zeitsch. f. Tuberk. p. 425. Mars 1910.

Brauns. — Meine Erfahrùngen mit der Forlaninischen stichméthode in der künstlichen. Pneumothoraxtherapie. (Communication au VIIe Congrès international contre la tuberculose. Rome, avril 1912).

Bresciani. — Ueber dic Behandlung der Lungen phtisie mittels künstlicherzeùgten Pneumothorax (nach Forlanini). 81 Versamml deutsch. *Natur forsch. u. Aerzte, Salzburg*, 19-25 septembre 1909.

Bresciani (Th.). — Behandlüng, der Lungen phtisie mittels künstlichen pneumothorax.

Wiener klin. Runchaud, n°s 42-44, 1910.

Burnand (R.). — Sur les résultats thérapeutiques immédiats du pneumothoarx artificiel. — *Presse médicale*, 31 août 1912.

Etudes sur la tuberculose, 3e série. Station climatérique de Leysin, 1912. Maloine, Paris, ou Borloz (Aigle), Suisse.

Castaigne (J.). — Chronique. — *Le Journal médical Français*, 25 juin 1912.

Chapuis (R.). — Contribution à l'étude du pneumothorax artificiel suivant la méthode de Forlanini. — Thèse, Genève, 1910.

Claisse (P.). — Le traitement de la tuberculose pulmonaire par le pneumothorax artificiel. — *La Clinique*, 27 août 1909.

Cordier (V.). — Les accidents nerveux, au cours de la thoracentèse et de l'empyème. — Recherches expérimentales sur l'épilepsie d'origine pleurale, Lyon, 1910.

Courmont (P.). — Nouvel instrument pour pratiquer le pneumothorax artificiel dans le traitement de la tuberculose pulmonaire. — *Lyon médical*, 1911, 1er semestre, pages 352 et 801. *Société médicale des hôpitaux de Lyon*, 31 janvier 1911.

Cova (Félice). — Contributo allo studio della terapia pneumotoracica della tuberculosi polmonare col metodo Forlanini. — *La Critica Medica*, Milano, Guigno 1912.

Cruice (John M.). — The clinical Study of forty. four cases of Pneumoth. occuring in the course pulmonary tuberculosis. — *Médec. Record*, 23 septembre 1911.

Delagenière. — Communication au XIXe Congrès Français de chirurgie, Paris 1906 (octobre).

Dessirier (D.). — Pneumothorax et tuberculose pulmonaire. — Pneumothorax spontané favorable. — Pneumothorax artificiel thérapeutique. Thèse, Lyon, 1908.

Le pneumothorax artificiel thérapeutique. — *Gazette des hôpitaux*, 30 janvier 1909.

Didier. — Contribution à l'étude des hyperesthésies neuro-musculaires systématisées dans la tuberculose pulmonaire. (Thèse, Alger, 1912.)

Dumarest. — Du pneumothorax chirurgical dans le traitement de la phtisie pulmonaire. — *Bulletin médical*, 10 février 1909.

Les applications, les risques et les complications secondaires du pneumothorax chirurgical. — Extrait du *Livre Jübilaire* du professeur J. Teissier (1909).

Traitement de la tuberculose par la méthode de Forlanini. — *Lyon médical*, 1910, 2e semestre, p. 1058.

Sur la pratique du pneumothorax thérapeutique. Statistiques et résultats. — *Province médicale*, 2ᵉ semestre 1910, p. 469-472.

Le pneumothorax thérapeutique, la conduite de la cure, ses complications, ses résultats. — Le *Journal médical Français*, 25 juin 1912.

EXCHAQUET. — Caractères graves des cavernes basilaires. — *Revue médicale de la Suisse Romande* (Société des médecins de Leysin, 28 avril 1910), 1910, 1ᵉʳ semestre

FORLANINI. — A contribuzione della terapia chirurgica della Tizi, ablazione del pulmone ? Pneumotorace artificiale ? — *Gazetta degli Ospedali*. Agosto, settembre, ottobre, novembre 1882.

Primi tentativi del pneumotorace artificiale nella tisi pulmonare. — *Gazetta medica di Torino*, 1894, nᵒˢ 20 et 21, 17 et 24 maggio.

Pneumotorace artificiale (nella tisi). Indicazioni technica dell'atto operativo suoi accidenti. — *Rivista della publicazioni sul pneumotorace terapeutico*, nᵒ 4, marza 1909. Pavia.

Lo stato attuale della terapia pneumotoracica nella tisi polmonare. — *La tubercolosi*, mai 1910, p. 337-353.

Di una qeustione di priorita intorno al pneumotorace artificiale nella aira della tisi pulmonare et del meccanismo della sua azione. — *Rivista delle publicazioni sul pneumotorace terapeutico*, Pavia, nᵒ 10. Agosto 1910.

Apparate und operationstechnik für der künstlichen pneumothorax. — *Deutsch. méd. Woch.*, nᵒˢ 51 et 52, 1911.

Le pneumothorax artificiel dans le traitement de la phtisie pulmonaire. VIIᵉ Congrès international contre la tuberculose. Rome, avril 1912.

FOURGOUS. — Le pneumothorax artificiel dans le traitement de la tuberculose pulmonaire. Paris, 1910.

FRANK. — Ueber pneumothoraxthérapie bei Lungen tuberkulose. — *Wiener mediz-Gesellsch.* 1 déc. 1911,

FRIEDRICH (G. L.). — Traitement chirurgical de la tuberculose pulmonaire. IIIᵉ Congrès de la Société interne de Chirurgie. Bruxelles, 26-30 déc. 1911.

GEERAERD. — Le traitement de la tuberculose pulmonaire par le pneumothorax artificiel (méthode de Forlanini). — *Journal médical de Bruxelles*, tome XVII, nᵒ 21, 23 mai 1912. — Notes dans *Presse médicale*, 12 juin 1912.

GRADI (A. D.), — Ueber den Verlauf der kehlkopftuberulose bei der mit künstlichem pneumothorax behandelten Lungenschwindsircht. — *Deutsch. mediz. Woch*, n° 22, 1910.

HÉRARD. — De l'influence favorable de l'hydro-pneumothorax sur la marche de la phtisie. — Communication au Congrès de Médecine d'Alger, 1881.

HOLMGREN. — Contribution à la technique du traitement de la tuberculose pulmonaire par le pneumothorax artificiel *Münch. med. Woch.*, p. 1884, 6 septembre 1910.

HYMANS VAN DEN BERGH (A. A.), R. DE JOSSELIN, DE JONG et SCHUT (H.). — Die Behandlung der Lungen tuberkulose mittels künstlichem pneumothorax nach Forlanini. — *Geneesk Bladen*, 16, II, III, 1911.

JAQUEROD. — Incurabilité relative des cavernes de la base du poumon. — *Revue médicale de la Suisse Romande* (Société des médecins de Leysin, 28 avril 1910), 1910, 1er semestre.

Traitement de la tuberculose pulmonaire par le pneumothorax artificiel. Résultats cliniques. — *Revue médicale de la Suisse Romande* (sept-octobre 1912).

KLEMPERER (Félix). — Ueber die Behandlung der Lungen tuberkulose mittels künstlicher pneumothoraxbildung. — *Berlin mediz. Gesellsch*, 29 novembre 1911. Berlin, Klin. Woch, n° 51, 1911.

KÜSS. — Pneumothorax artificiel dans le traitement de la tuberculose pulmonaire. — *Société médicale des hôpitaux*, 17 juin 1910.

La technique et les résultats immédiats du pneumothorax artificiel dans les formes avancées unilatérales de tuberculose pulmonaire. — *Bulletins et mémoires de la Société médicale des hôpitaux de Paris*, 22 juillet 1910.

Technique opératoire du pneumothorax artificiel. *Le Journal médical Français*, 25 juin 1912.

Pneumothorax artificiel. [*Thérapeutique des maladies des voies respiratoires et de la tuberculose pulmonaire* (3e *série, traitements*).] — Bibliothèque de thérapeutique de Gilbert et Carnot.

LE BOURDELLÈS. — Traitement de la tuberculose pulmonaire par le pneumothorax artificiel (méthode de Forlanini). Thèse, Lyon ,13 déc. 1911.

LENORMANT et LEUR. —. Le traitement chirurgical de la tuberculose pulmonaire. — *Revue de la Tuberculose*, février 1909.

Leuret (A.). — Trois nouveaux cas de tuberculose traitée par la méthode de Forlanini. — *Société de médecine et de chirurgie de Bordeaux*, 3 novembre 1911.

Leuret (E.). — Le traitement de la tuberculose pulmonaire par la méthode de Forlanini, sa technique, ses indications et ses résultats. — *Le Journal médical Français*, 15 août 1911.

Lillingston (Claude). — Tractment of phtisis and haemoptysis by artificial pneumothorax. *Lancet*, 15 juillet 1911.

Lyonnet (B.) et Piéry (M.). — Quelques moyens pratiques destinés à prévenir les accidents immédiats du pneumothorax artificiel (Méth. de Forlanini). — *Lyon médical*, 8 janvier 1911.

Opération de Forlanini. Coma immédiat. Crises convulsives. Mort en 37 heures. — *Lyon médical*. Communication faite à la Soc. méd. des hôp. Séance du 31 janvier 1911.

Molle. — Quelques considérations sur le mécanisme de l'action curative du pneumothorax artificiel (méthode de Forlanini) dans la tuberculose pulmonaire chronique. —*Presse médicale*, 1er semestre 1912.

Morat. — Pneumothorax artificiel. — *Lyon médical*, 1911, vol. I, pages 352 et 801.

Murat (L. V.). — Die Behandlung schwerer einseitiger Lungentuberkulose mit künstlichem pneumothorax *Münch. méd. Woch*, p. 2561, 14 déc .1909, et 21 déc. 1909, p. 2642-2645.

Orillard. — Des interventions chirurgicales de la tuberculose pulmonaire. Opération de Freund. Pneumothorax artificiel. Thoracoplastie extrapleurale. — *Archives médico-chirurg. de province*, 15 avril 1910.

Pearson (Vere S.), Snowden (A. de W.) et Lillingston (Claude). — Artificial pneumothorax produced intreating chronic pulmonary luberculosis. (*Lancet*), 15 juillet 1911.

Persch (R.). — Zur kompressionsbehandlung der Lungen tuberkulose mittels künstlichem pneumothorax. — *Wien. Klin. Woch*, n° 38, 1911.

Piéry (M.) et Roshem (Julien). — Deux précurseurs de Forlanini. Carson (1822) et Ramagde (1832). — *Lyon médical*, 15 janvier 1911.

Rénon (L.). — Action d'arrêt du pneumothorax artificiel sur l'évolution de quelques tuberculoses aigües. — *Journal des praticiens*. 7 septembre 1912.

Reynier (de). — Caverne basiliaire très améliorée sous l'influence d'un pneumothorax spontané. *Revue Médicale de la Suisse Romande* (Société des médecins de Leysin, 28 avril 1910). 1910, 1er semestre.

Rhodes (Hubert). — Treatment of pulmonary tuberculosis by inducing an artificial pneumothorax. — *British .médic. Journ.* 18 octobre 1911.

Ribera (Y Sans Jose). — L'influence de l'intensité et de la rapidité de la production du pneumothorax sur les accidents qu'il occasionne. IIIe Congrès de la Société Internat. de Chirurgie. Bruxelles, 26-30 sept. 1911.

Rist (E.). — Notes sur le pneumothorax artificiel.
Le *Journal médical Français.* 25 juin 1912.

Salisbury (A. Mac Nalty). — The surgical treatment of pulmonary tuberculosis. Pratictioner. Novembre 1911.

Samson (J.-W.). — Die Behandlung der Lungen tuberkulose mit künstlichem Pneumothorax. Berlin. Klinik Woch, n° 51, 1911.

Saugmann et Hausen (Begtrüp). — Klinische Erfahrungen über die Behandlùng der Lungentuberkulose mittels künstlicher Pneumothoraxbildung. [*Beitr. z. klin. d. Tub. Bd* xv, *H.* 3]. 1910.

Schmidt (A.). — Zùr Behandlung der Lungen Phtisie dit kiinstlichen Pneumothorax.
[*Deutsche Medic. Wochenschrift. n°* 13], mars 1906.

Schternberg (A.). — Traitement de l'hémophysie par le pneumothorax artificiel. (Notes dans la *Presse Médicale* du 21 décembre 1912).
[*Roussky Vratch*], n° 34, 25 août 1912, p. 1402.

Sillig. — Traitement de la phtisie pulmonaire par le pneumothorax artificiel. (*Revue méd. de la Suisse Rom.* 22 mars 1912.)

Société des médecins de Leysin. — (Discussion sur le pneumothorax artificiel). — *Revue méd. de la Suisse Rom.* 22 mars 1912.

Spengler (L.). — Der Ablauf der Lungentuberkulose unter dem Einfluss des künstlichen pneumothorax.
Korrespond. bl. f. Schweizer. Aerzte Jahrg. XXXIX, nos 23 et 24.

Spengler (L.). — Résultats durables du traitement de la phtisie pulmonaire grave unilatérale, par le pneumothorax artificiel. — *Münch. med. Woch.*, page 460. Février 1911.

STUART TIDEY (de Montreux). — Compression du poumon dans le traitement de la tuberculose pulmonaire.
Congrès international de la tuberculose. Paris 1905.

TRESKINSKY (A.). — Traitement de la tuberculose pulmonaire par le pneumothorax artificiel. *Roussky Vratch, X, 24 décembre* 1911.

TUFFIER et MARTIN. — Traitement chirurgical de la tuberculose pulmonaire. — *Monographie clinique*, 18 mars 1910. *Œuvre médico-chirurgicale* n° 59. (Pneumectomie, pneumotomie, collapsthérapie, méthode de Freund.)

VOURCH. — Le pneumothorax artificiel thérapeutique (méthode de Forlanini). (Thèse, Bordeaux, 1910.)

WÜRTZEN (C.-H.). — et KIER (R.). — Behandlung der Lungentuberkulose mit künstlichem Pneumothorax.
Dausk Klinik, nos 2, 3, 4, 1910.

ZUBIANI (A.). — Contribution à l'étude clinique du pneumothorax thérapeutique.
Communication au VIIe Congrès international contre la tuberculose (Rome, avril 1912).

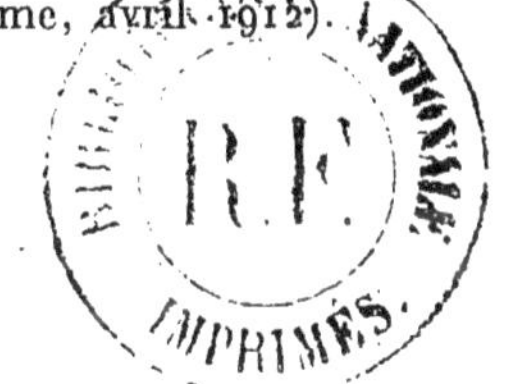

Vu :

Le Président de la thèse,

Ardin-Delteil.

Vu :

Le Doyen,

Dr Curtillet.

Vu et permis d'imprimer :

Alger, le 27 janvier 1913.

Le Recteur,

E. Ardaillon.

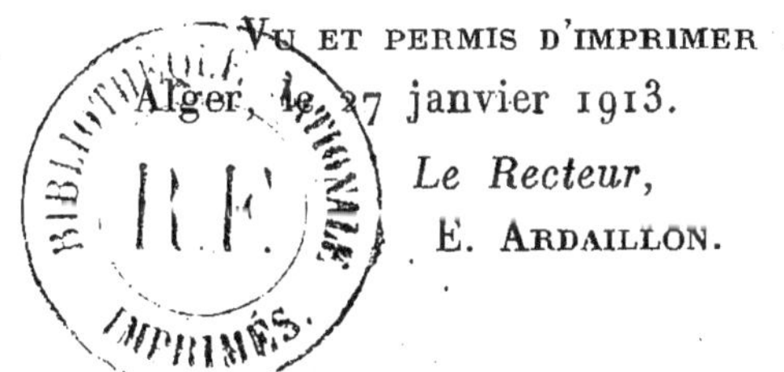

ALGER — TYPOGRAPHIE ADOLPHE JOURDAN — ALGER

www.ingramcontent.com/pod-product-compliance
Ingram Content Group UK Ltd.
Pitfield, Milton Keynes, MK11 3LW, UK
UKHW020159200726
13856UKWH00003B/1081